GUIDE MÉDICAL

A l'usage des

Capitaines de Navire et des Maîtres de Pêche

PAR

Le Docteur G. VANDAELE

(De Fécamp)

Médecin de l'Hôpital. — Médecin de la Marine

Armateur à Terre-Neuve

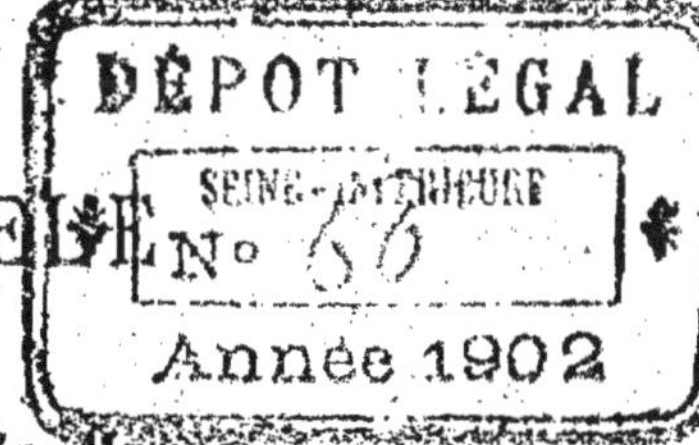

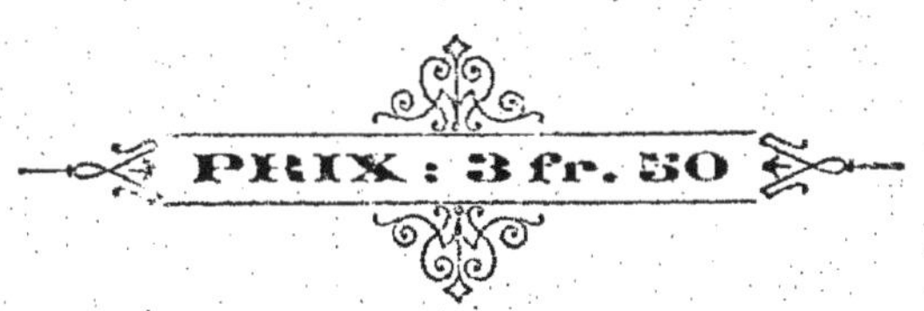

FÉCAMP

IMPRIMERIES RÉUNIES M.-L. DURAND

1902

GUIDE MÉDICAL

A l'usage des

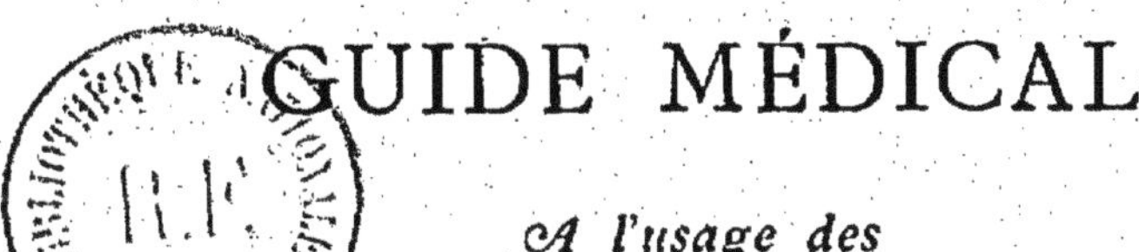

Capitaines de Navires et des Maîtres de Pêche

GUIDE MÉDICAL

A l'usage des

Capitaines de Navire et des Maîtres de Pêche

PAR

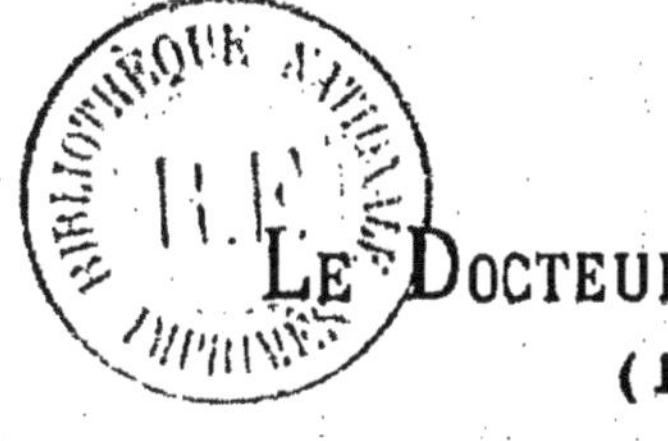

LE DOCTEUR G. VANDAELE

(De Fécamp)

Médecin de l'Hôpital. — Médecin de la Marine

Armateur à Terre-Neuve

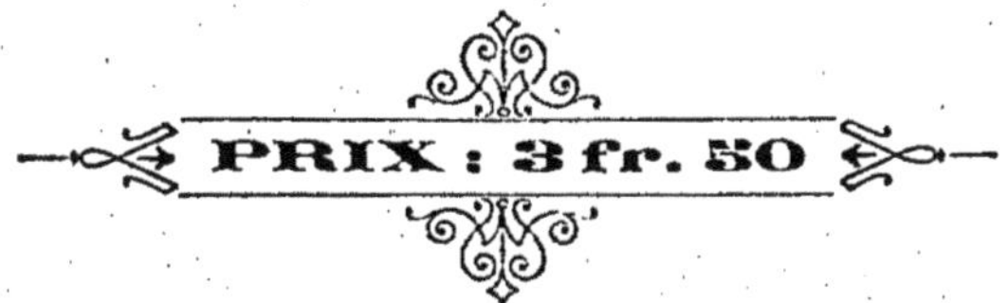

FÉCAMP

IMPRIMERIES RÉUNIES M.-L. DURAND

1902

Fécamp, le 24 Janvier 1902.

Mon cher Docteur Vandaele,

Je viens de lire votre ouvrage et je m'empresse de vous adresser toutes mes félicitations.

Mieux que tout autre vous étiez désigné pour l'écrire.

Armateur à la grande pêche à Terre-Neuve et médecin de la Marine, vous êtes en rapports constants avec notre vaillante population maritime, et comme tous ceux qui l'approchent vous avez pu en apprécier les grandes qualités morales et voir combien elle est digne d'intérêt ; c'est dans cette pensée que vous aviez bien voulu répondre à l'appel de la Chambre de commerce en faisant gratuitement à nos capitaines, patrons et marins, des cours d'hygiène et de médecine pratique ; c'est encore ce sentiment qui vous a guidé en mettant à la portée de nos chefs d'opérations maritimes, un livre très documenté et en même temps très pratique qui leur sera des plus utile pour soigner leurs équipages à la mer.

Au nom de nos vaillants marins, je vous remercie de tout cœur.

Votre bien dévoué,

A. BELLET,

Armateur,

Président de la Chambre de commerce de Fécamp.

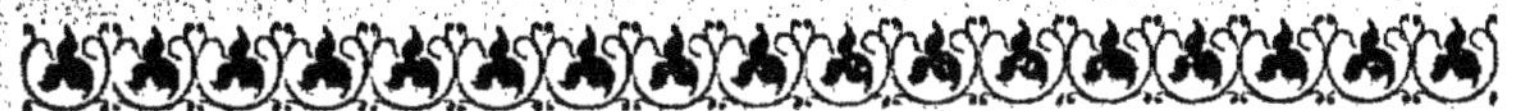

PRÉFACE

Le séjour pendant de longs mois sur les Bancs de Terre-Neuve ou sur les côtes d'Islande d'un grand nombre de navires pêcheurs, livrés à eux-mêmes, n'ayant pour toutes ressources au point de vue médical que le matériel forcément restreint du coffre à médicaments dont les capitaines, la plupart du temps, ne savent pas se servir, m'avait frappé depuis longtemps. Ne pouvant être visités qu'à de rares intervalles, soit par le médecin de la station navale, soit par celui du navire-hôpital, et forcés presque toujours de se contenter des recommandations prescrites par une instruction médicale qui, cependant bien faite, me semble un peu sommaire, ils se trouvaient souvent dans une situation embarrassante. C'est pour combler cette lacune que j'ai cru devoir publier ce **Guide médical.** *J'ai* *pensé que, sans entrer dans de longs détails, il pouvait être utile aux capitaines d'avoir des indications précises, et pour reconnaître les affections qu'ils rencontreraient, et surtout pour les combattre. Si par ce travail j'ai pu rendre service à nos braves marins, le but que je poursuis aura été atteint.*

J'ai divisé cet ouvrage en quatre parties :

La PREMIÈRE PARTIE *contient une énumération de tous les* médicaments *et* objets de pansement *que renferme le coffre, avec quelques explications sur leur mode d'emploi.*

La DEUXIÈME PARTIE *indique la ligne de conduite qu'il faut suivre en présence des maladies les plus fréquentes qui peuvent se rencontrer à bord d'un navire. Nous l'avons divisée en deux chapitres : 1° Les maladies qui se voient et peuvent être touchées, et 2° Celles qui sont cachées, que les yeux ne voient pas, que les mains ne peuvent pas toucher.*

La TROISIÈME PARTIE *traite de l'Hygiène et de la* Désinfection des navires.

La QUATRIÈME PARTIE, *enfin, montre les* dangers de l'alcoolisme.

Dr G. VANDAELE.

CIRCULAIRE MINISTÉRIELLE

Le Ministre de la Marine, *à Messieurs les Vice-Amiraux commandant en chef, Préfets maritimes ; Commissaires généraux ; Chefs du Service de la Marine et Commissaires de l'Inscription maritime.*

(Direction de la Comptabilité générale ; — 5ᵉ Bureau : *Navigation commerciale* ; — 6ᵉ Bureau : *Pêches et Domanialité maritimes.*)

Paris, le 1ᵉʳ décembre 1893.

Modifications à la composition des coffres à médicaments des navires pratiquant la pêche à Terre-Neuve. — Nouvelle instruction médicale destinée à ces bâtiments.

Messieurs,

La composition des coffres à médicaments des bâtiments terre-neuviens, déterminée par la décision du 6 février 1889, avait été arrêtée en vue de mettre entre les mains des médecins de la Marine militaire, appelés à donner leurs soins aux pêcheurs, des moyens de traitement sérieux sans avoir besoin de recourir à la pharmacie des bâtiments de l'Etat. Les capitaines ne devaient en principe employer que très rarement, et pour appliquer des pansements urgents, les substances médicales contenues dans les coffres.

Depuis cette époque, les rapports qui m'ont été transmis par les Commandants des bâtiments chargés de la surveillance de la pêche de la morue ont démontré que les équipages des navires de pêche à Terre-Neuve n'ont, le plus souvent, de secours à attendre que de leurs capitaines. Ces navires ne peuvent guère, en effet, être visités par les bâtiments de l'État qu'au mouillage de Saint-Pierre et, la plupart du temps, les marins qui les commandent se trouvent livrés à eux-mêmes et obligés d'user personnellement des ressources de leur coffre.

Il devenait indispensable, dans ces conditions, de donner à ces navigateurs des instructions plus précises que celles de la notice annexée à la circulaire du 6 février 1889, sur l'emploi des substances contenues dans les coffres et sur les soins à donner aux malades. Il importait également de modifier les quantités et la forme de certains médicaments ou objets de pansement, afin d'en rendre le mode d'emploi plus facile à des personnes étrangères aux manipulations pharmaceutiques.

J'ai décidé, en conséquence, de rendre réglementaires, à compter de la campagne qui va s'ouvrir, la nomenclature et l'instruction médicale formant les annexes I et II de la présente circulaire. Ces nouvelles dispositions ont été arrêtées par le Conseil supérieur de santé de la Marine, d'après les propositions présentées par le médecin de la station navale de Terre-Neuve.

La nomenclature comprend trois colonnes correspondant à la composition de trois coffres différents (n°s 1, 2 et 3) qui devront être embarqués sur les bâtiments terre-neuviens en raison de la force numérique de leur équipage. Ces bâtiments devront être munis du coffre n° 1 s'ils ont 20 hommes au plus à bord ; du coffre n° 2, de 21 à 35 hommes ; du coffre n° 3 s'ils ont 36 hommes ou plus. Conformément aux dispositions de la circulaire du 6 février

1889, les navires qui défilent le golfe, après avoir mis à terre une partie de leur personnel, devront avoir deux coffres, l'un correspondant au nombre d'hommes de leur équipage, l'autre, spécialement affecté au traitement des marins débarqués, du type prévu pour un effectif égal embarqué.

Les armateurs auront à se pourvoir à leurs frais de la nomenclature et de l'instruction ci-annexées. Ils devront en trouver des exemplaires chez les pharmaciens qui leur fournissent les coffres à médicaments ; ces derniers pourront adresser leurs demandes à M. L. BAUDOIN, éditeur du *Bulletin officiel de la Marine* (30, rue Dauphine, à Paris), autorisé à vendre ces documents réunis au prix de cinquante centimes l'exemplaire.

J'ai l'honneur de vous prier de prendre les mesures nécessaires pour assurer l'exécution de ma décision.

Je vous rappelle, d'ailleurs, que la vérification des coffres doit être effectuée par les Commissions de visite, aux termes de l'article 10 de l'ordonnance du 4 août 1819, *en présence du capitaine* du navire. Vous voudrez bien tenir la main à ce que les capitaines assistent réellement à cette vérification.

Recevez, etc.

Signé : RIEUNIER.

Nomenclature des Médicaments et Objets de pansement dont doivent être munis les navires pratiquant la pêche à Terre-Neuve.

NOMS DES MÉDICAMENTS	COFFRE N° 1 20 Hommes et au-dessous	COFFRE N° 2 21 à 35 Hommes	COFFRE N° 3 36 Hommes et au-dessus
a) MÉDICAMENTS POUR L'USAGE INTERNE			
Huile de ricin	120 gram.	300 gram.	500 gram.
Sulfate de soude. . . . . (1).	400 —	600 —	1200 —
Ipéca en poudre. . . . . (2).	10 —	15 —	30 —
Chlorate de potasse . . . (3)	80 —	120 —	160 —
Éther sulfurique.	40 —	60 —	100 —
Laudanum de Sydenham. . .	40 —	80 —	100 —
Sous nitrate de bismuth . (4).	120 —	200 —	240 —
Sulfate de quinine. . . . (5).	10 —	15 —	30 —
Salicylate de soude . . . (6).	»	40 —	60 —
Opiat (cubèbe et copahu) . .	»	150 —	200 —
Alcoolé de quinquina	»	100 —	150 —
Alcoolé de cochléaria. . . .	»	150 —	200 —
Extrait de réglisse.	300 —	400 —	400 —
Compte-gouttes	1	1	1
b) MÉDICAMENTS POUR L'USAGE EXTERNE			
Iodoforme.	100 gram.	100 gram.	100 gram.
Solution phéniquée à 5 p. 100.	4 litres.	6 litres	4 litres
Acide borique pour faire des solutions . . . . (7).	80 gram.	160 gram.	240 gram.
Vaseline boriquée au dixième	100 —	150 —	200 —
Pommade d'Helmerich. . . .	100 —	400 —	500 —

(1). — *Sulfate de soude*, en paquets de 40 grammes chaque.
(2). — *Ipéca en poudre*, en paquets de 50 centigrammes chaque.
(3). — *Chlorate de potasse*, en paquets de 4 grammes chaque.
(4). — *Sous-nitrate de bismuth*, en paquets de 4 grammes chaque.
(5). — *Sulfate de quinine*, en paquets de 50 centigrammes chaque.
(6). — *Salicylate de soude*, en paquets de 2 grammes chaque.
(7). — *Acide borique*, en paquets de 40 grammes chaque.

NOMS DES MÉDICAMENTS	COFFRE N° 1	COFFRE N° 2	COFFRE N° 3
	20 Hommes et au-dessus	21 à 35 Hommes	36 Hommes et au-dessus
Onguent mercuriel.	100 gram.	150 gram.	200 gram.
Teinture d'iode	50 —	150 —	200 —
Sinapismes (moutarde en feuilles).	»	20 feuilles	30 feuilles
Diachylum.	1 rouleau	2 rouleaux	2 rouleaux
Sparadrap vésicant (vésicatoire) .	»	0m50	0m50
Farine de graine de lin déshuilée	1000 gram.	1000 gram.	2000 gram.
Alcool camphré	1 litre	2 litres	2 litres
c) OBJETS DE PANSEMENT			
Compresses en gaze (petites . .	6 paquets	10 paquets	12 paquets
bychlorurées . . (moyennes .	2 paquets	5 paquets	6 paquets
Étoupe purifiée en nappe. (1).	1 paquet	2 paquets	3 paquets
Toile caoutchoutée mince . .	1 mètre	1 mètre	1m50
Bandes de gaze apprêtée, variées (2).	20 bandes	40 bandes	50 bandes
Bandages de corps.	2	3	4
Triangles variés (écharpes et bandages)	10	12	15
Bandes en toile de 10 mètres chaque.	4	8	10
Bande de caoutchouc de 6 mètres	1 bande	1 bande	1 bande
Gaze dégraissée ordinaire (3).	1 paquet	2 paquets	2 paquets
Coton hydrophile	500 gram.	1000 gram.	1000 gram.
Grand linge	1000 gram.	2000 gram.	2000 gram.
Doigtiers en peau de mouton.	10 doigtiers	10 doigtiers	15 doigtiers
d) SUBSTANCES NE DEVANT ÊTRE UTILISÉES QUE PAR LE MÉDECIN.			
Acide phénique en solution alcoolique : $\left(\dfrac{2\ \text{acide phénique}}{1\ \text{alcool}}\right)$ . . .	»	»	200 gram.

(1). — *Étoupe purifiée en nappe*, en paquets de 500 grammes
(2). — *Bandes de gaze apprêtée*, en paquets.
(3). — *Gaze dégraissée ordinaire*, en paquets de 5 mètres.

NOMS DES MÉDICAMENTS	COFFRE N° 1 20 Hommes et au-dessus	COFFRE N° 2 21 à 33 Hommes	COFFRE N° 3 36 Hommes et au-dessus
Bichlorure de mercure en solution : $\left(\dfrac{1 \text{ bichlorure}}{15 \text{ alcool}}\right)$	»	»	150 gram.
Iodure de potassium	»	50 gram.	100 gram.
Drains chirurgicaux	»	1 mètre	1 mètre
Fils de catgut variés	»	1 mètre	1^m50
Eprouvette graduée de 15 gram.	»	»	1
c) APPAREILS			
Attelles modelées avec le drap fanom et les lacs formant un appareil — pour la cuisse	1	1	1
— pour la jambe	1	1	1
— pour le bras	1	1	1
— pour l'avant-bras	1	1	1
Bandage herniaire — droit	1	2	2
— gauche	1	2	2
Irrigateur Eguisier garni	»	1	1
Sondes molles en caoutchouc rouge	»	2	2
Bougies — N° 6	»	1	1
— N° 10	»	1	1
Urinal en verre fort	»	1	1
Ciseaux forts (de lingerie)	1	1	1
Seringues à injection en verre à bout renflé	»	3	4
Bistouri	1	1	1
Pince à dissection	1	1	1
Courtines en verre de 150 grammes	2	3	4
Plateau à pansement en tôle émaillée	1	1	1
Poêlette à pansement en tôle émaillée	1	1	1
Baignoire pour la main en tôle émaillée	1	1	1
Epingles anglaises de sûreté	1 boîte	1 boîte	2 boîtes

PREMIÈRE PARTIE

Explications sur le Mode d'emploi des Médicaments et Objets de Pansement que renferme le Coffre

Le matériel médical dont se compose le Coffre à médicaments des navires peut se diviser en trois catégories : 1º Les médicaments destinés *à l'usage interne* ; 2º Ceux destinés *à l'usage externe,* et 3º Les *objets de pansement.*

CHAPITRE PREMIER

Médicaments pour l'usage interne

Les médicaments destinés *à l'usage interne* sont ceux qui doivent être pris à l'intérieur, c'est-à-dire avalés. Ce sont les suivants :

Huile de ricin.	Sous-Nitrate de bismuth.
Sulfate de soude.	Sulfate de quinine
Ipéca.	Salicylate de soude
Chlorate de potasse.	Opiat (cubèbe et copahu)
Éther sulfurique.	Alcoolé de quinquina.
Laudanum.	Alcoolé de cochléaria.

Huile de ricin. — L'huile de ricin est un purgatif; elle se donne à la dose de 40 à 50 grammes, c'est-à-dire *trois cuillerées à soupe,* et se prend à jeun dans un peu de bouillon ou de café noir.

Sulfate de soude. — Le sulfate de soude est encore un purgatif. Il se donne à la dose de 40 grammes, c'est-à-dire un paquet, et se prend à jeun. *On fait dissoudre ce paquet dans un verre d'eau tiède.* On laissera refroidir avant d'avaler pour ne pas s'exposer à vomir.

Ipéca. — L'ipéca est un vomitif. Il se prend à la dose de 1 gr. 50 à 2 grammes, c'est-à-dire trois ou quatre paquets. Chaque paquet sera dissout dans un demi-verre d'eau tiède, et les trois paquets seront pris à dix minutes d'intervalle. Pour faciliter les vomissements, après chaque paquet d'ipéca, on donnera au malade un grand verre d'eau tiède.

Chlorate de potasse. — Le chlorate de potasse est le médicament par excellence des maladies de la bouche et de la gorge. Employé en gargarismes, il n'est pas un poison. On fait dissoudre chaque paquet dans un grand verre d'eau tiède, puis, toutes les 15 minutes, on en prend une gorgée que l'on rejette après s'être gargarisé. Si quelques gouttes sont avalées, il n'y a aucun accident à redouter.

Ether sulfurique. — L'éther est un calmant et un excitant. Comme calmant, il se prend à la dose de vingt gouttes mélangées à douze gouttes de Laudanum, contre les *coliques*. Comme excitant, il est surtout utilisé dans le cas de *syncope*. On peut alors l'employer de diverses façons : soit le faire respirer directement au malade en plaçant sous ses narines le flacon débouché, soit le faire avaler à la dose d'une cuillerée à café dans un demi-verre d'eau sucrée.

Laudanum de Sydenham. — Le Laudanum est aussi un calmant. On le prend à l'intérieur pour calmer les coliques, à la dose de *vingt gouttes* dans un grand verre d'eau sucrée. Cette dose est *pour vingt-quatre heures*. Pour augmenter l'action calmante, il est préférable d'ajouter vingt gouttes d'éther.

On l'emploie encore, également pour calmer les coliques, à la dose de vingt à trente gouttes sur un cataplasme de farine de lin. Enfin, on peut aussi l'employer dans le cas de diarrhée. Dans un grand verre d'eau tiède sucrée, on verse vingt gouttes de Laudanum et on joint au mélange un ou deux paquets de sous-nitrate de bismuth ; puis on prend une gorgée toutes les heures ou toutes les deux heures.

Il faut toujours se servir du compte-gouttes.

Sous-nitrate de bismuth. — Le sous-nitrate de bismuth s'emploie à la dose de 5 à 6 grammes dans les vingt-quatre heures, contre la diarrhée. Il se prend seul dans un grand verre d'eau sucrée ou mélangé avec *vingt gouttes* de Laudanum.

Sulfate de quinine. — Le sulfate de quinine s'emploie contre la fièvre. Un paquet de 0 gr. 50 centigrammes suffit pour calmer la fièvre dans un malaise ordinaire.

S'il s'agit de combattre un retour de *fièvre paludéenne ou intermittente*, il faut employer des doses plus considérables : deux ou trois paquets de 0 gr. 50 centigrammes dans les vingt-quatre heures.

Salicylate de soude. — Le salicylate de soude s'emploie pour combattre les douleurs articulaires dans les rhumatismes, à la dose de 3 à 4 grammes par jour, c'est-à-dire *un ou deux paquets*. On prendra un demi-paquet à la fois dans un grand verre d'eau sucrée. Il arrive qu'à la dose de 4 grammes ce médicament provoque des bourdonnements d'oreilles ; il suffit, pour faire cesser ce malaise, d'ailleurs sans danger, de diminuer la dose.

Opiat (*Cubèbe et Copahu*).— L'opiat s'emploie contre la chaude-pisse, à la dose d'une cuillerée à café environ par jour. Pour en diminuer le goût désagréable, on le prend par petites boulettes roulées dans du papier à cigarettes. Il ne faut commencer à l'administrer qu'après la disparition des douleurs aiguës.

Alcoolé de quinquina. — L'alcoolé de quinquina est un tonique, un réconfortant. Il se donne aux convalescents, dans le cours de maladies graves, et, en cas de grande faiblesse, à la dose de 40 gouttes dans un peu de vin sucré.

Alcoolé de cochléaria. — L'alcoolé de cochléaria, comme le chlorate de potasse, s'emploie dans le traitement des maladies de la bouche et des gencives ; on l'utilise surtout en gargarismes, à la dose d'une cuillerée à café dans un demi-verre d'eau.

CHAPITRE DEUXIÈME

Médicaments pour l'usage externe

Les médicaments pour l'usage externe, comme leur désignation l'indique, sont ceux qui sont employés à l'extérieur ; *ils ne doivent jamais être avalés.* Ils servent à faire les pansements. Ces médicaments sont les suivants :

Iodoforme.

Solution phéniquée.

Acide borique.

Vaseline boriquée.

Pommade d'Helmerich.

Onguent mercuriel.

Teinture d'iode.

Sinapismes.

Diachylum.

Sparadrap vésicant, ou vésicatoire.

Farine de graine de lin déshuilée.

Alcool camphré.

Iodoforme. — L'iodoforme est une poudre jaune, à odeur très pénétrante. On l'emploie pour saupoudrer les plaies, les ulcères, avant d'appliquer le pansement. On l'utilise aussi dans le traitement des chancres.

Solution phéniquée. — La solution phéniquée, telle qu'elle existe dans les coffres, étant titrée à 5 0/0 ne doit jamais être employée pure. Il faut toujours la couper de 3/4 d'eau ; c'est-à-dire qu'à un verre d'eau phéniquée on ajoutera trois verres d'eau chaude. Elle constitue alors une préparation excellente pour le lavage et le pansement des plaies. On l'utilise aussi, coupée de la même façon, lorsqu'on veut faire prendre un bain antiseptique à un malade atteint d'un panaris, par exemple. Des compresses de coton ou de gaze, imbibées de la même solution, constituent un bon cataplasme antiseptique. Pour maintenir ce dernier humide et prolonger son action, il faut le recouvrir d'un morceau de toile caoutchoutée.

Acide borique. — L'acide borique est en poudre et renfermé dans des paquets, mais il s'emploie en solution comme l'eau phéniquée. Chaque paquet dissous dans un litre d'eau bouillie donne un litre d'*eau boriquée.*

Il peut s'employer dans tous les cas où l'on fait usage d'eau phéniquée, mais on l'utilise tout spécialement pour les pansements de la face, et des yeux en particulier.

L'acide phénique ne doit jamais s'employer pour le traitement des yeux; il détermine une douleur et une irritation très violentes.

On peut encore utiliser l'eau boriquée en gargarismes, dans toutes les maladies de la bouche et de la gorge.

Vaseline boriquée. — La vaseline boriquée est une pommade composée de vaseline et d'acide borique; on l'emploie pour panser les brûlures, les engelures et les crevasses des mains.

Pommade d'Helmerich. — La pommade d'Helmerich, dont la partie essentielle est le soufre, s'emploie dans le traitement de la gale.

Onguent mercuriel. — L'onguent mercuriel sert à faire des onctions sur les *bubons,* c'est-à-dire les grosseurs qui se développent dans les aines, et en général sur toutes les glandes, qu'elles soient placées dans l'aine, dans l'aisselle ou sur le cou. On l'emploie aussi très avantageusement pour détruire tous les insectes qui vivent sur le corps, et spécialement contre les poux et les morpions.

Teinture d'iode. — La *teinture d'iode* est un révulsif. Elle s'emploie dans les cas de bronchite. On l'utilise en badigeonnages sur le devant de la poitrine et dans toute l'étendue du dos. Ces badigeonnages se pratiquent à l'aide d'un petit pinceau que l'on peut confectionner, au moment de l'employer, en roulant un peu d'ouate ou de charpie sur l'extrémité d'un petit morceau de bois.

La teinture d'iode sert encore à *cautériser la gorge*, dans les cas d'angine grave ou de diphtérie. On touche les plaques blanches avec un pinceau imbibé de teinture d'iode.

On peut l'employer avantageusement pour badigeonner les *clous ou furoncles*, surtout à leur début.

Sinapismes. — Les sinapismes, comme la

teinture d'iode, constituent un révulsif. On les emploie dans les cas de *point de côté*, de *douleurs à la poitrine*, ou *aux reins*. Leur application se fait de la façon suivante : tremper la feuille dans un peu d'eau froide ou tiède, pendant une ou deux minutes, puis l'appliquer directement sur la région douloureuse. On peut la maintenir en place, soit avec la main, soit avec un bandage de corps ou une bande de toile. Il faut retirer la feuille après *un quart d'heure* au plus.

Diachylum. — Le *Diachylum* est une toile recouverte d'un enduit jaunâtre, qui,

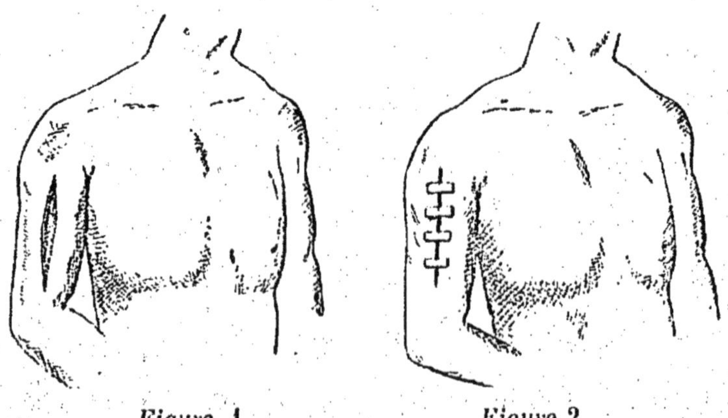

Figure 1   Figure 2

légèrement chauffé, colle sur la peau. Ce n'est pas un médicament. Il sert seulement à recouvrir ou à protéger une plaie longue à se guérir. Il sera surtout employé à la mer pour maintenir rapprochés les bords d'une plaie et en faciliter ainsi la cicatrisation. On l'emploie en bandelettes *larges d'environ un centimètre et plus ou moins longues* suivant les

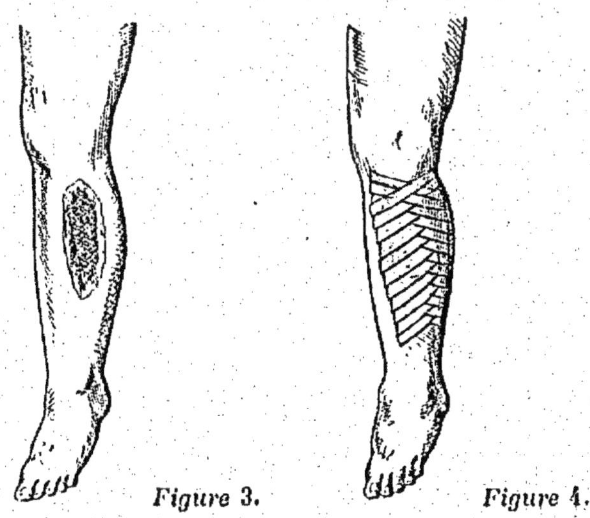

Figure 3.   Figure 4.

cas. Pour terminer le pansement, on recouvre les bandelettes d'une couche de coton et l'on maintient le tout en place par une bande de toile. Il faut refaire ce pansement tous les trois ou quatre jours.

Sparadrap vésicant (vésicatoire). — Le sparadrap vésicant, ou vésicatoire, est un révulsif. Il s'emploie dans les cas *de point* *de côté violent*, ou de fortes douleurs de la poitrine, ou dans le cas d'oppression. Ses dimensions seront de 12 à 15 centimètres carrés. On l'applique, après l'avoir chauffé légèrement, sur le point le plus douloureux, s'il est bien précisé par le malade. Si la douleur est vague et s'étend à toute la poitrine, on l'appliquera entre les deux épaules. Il sera maintenu en place pendant 12 à 15 heures.

Au moment de le retirer, il faut s'appliquer autant que possible à ne pas déchirer la peau, qui se soulève avec lui. Pour ce faire, on commence le décollement par la partie supérieure pour terminer par la partie inférieure, au niveau de laquelle se trouve ordinairement une poche remplie d'eau. On videra cette poche avec les ciseaux.

Il faut ensuite panser le vésicatoire à l'aide d'un morceau de linge recouvert de vaseline. Il sera bon d'appliquer par dessus ce linge un morceau de toile caoutchoutée pour éviter qu'il ne se colle à la peau. Ce pansement sera changé deux ou trois fois par jour.

Farine de graine de lin déshuilée. —

La farine de graine de lin sert à faire les cataplasmes. Le cataplasme sera employé sur les abcès, les panaris, les clous. On ne l'appliquera pas dans les régions où la peau présente une plaie. Dans ce dernier cas, il sera préférable d'employer le cataplasme antiseptique composé de plusieurs doubles de gaze dégraissée, trempée dans de l'eau phéniquée tiède.

Alcool camphré. — *L'alcool camphré* sera employé, pur pour frictionner les régions douloureuses, les reins, les genoux, les coudes, etc. Lorsqu'il sera utilisé en compresses, pour les cas de contusions, il faudra le couper de quatre fois son volume d'eau.

CHAPITRE TROISIÈME

Objets de pansement

Les objets de pansement renfermés dans le coffre sont les suivants :

Des bandes en gaze de diverses dimensions, en paquets.

De l'étoupe purifiée en paquets.

De la toile caoutchoutée mince, qu'il faut tailler de la grandeur du pansement.

Des bandages qui servent à fixer les précédentes pièces de pansement, et dont la forme varie suivant la région blessée.

Bandes en gaze. — *Les bandes en gaze* servent à faire les pansements de la tête, du bras, de la main, de la cuisse, de la jambe et du pied.

Bandages de corps. — *Les bandages de corps* servent pour les pansements du tronc et du ventre.

Triangles — *Les triangles* servent pour les pansements de

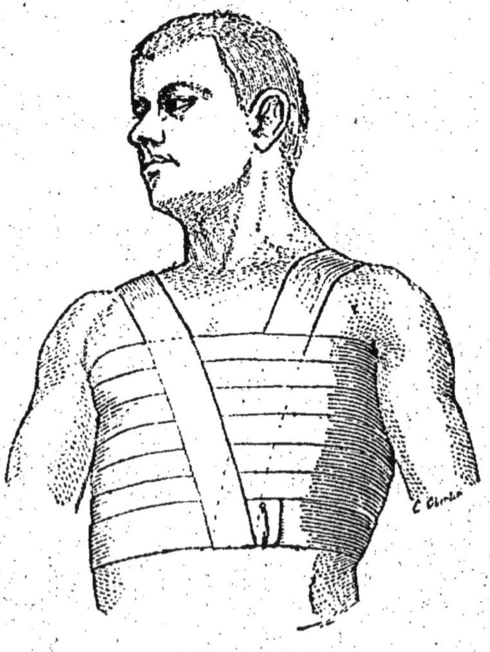

Figures 5.

la tête, du cou et de l'aine. On les emploie

aussi pour confec-
tionner des échar-
pes pour le soutien
d'un bras ou d'une
main blessés.

Grand linge. —
Le Grand linge sert
à tailler des bandes
de toutes espèces
pour les pansements
et les fractures.

**Bandes en toile
forte.**—*Les bandes
en toile forte* ser-
vent à maintenir les

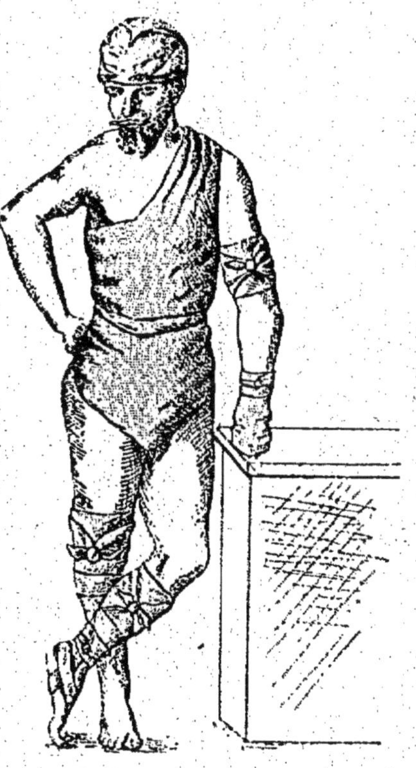

Figure 6.

attelles dans les cas de fractures. On peut
aussi les employer, comme la bande de
caoutchouc, pour arrêter les hémorragies.

Bandages herniaires. — *Les bandages
herniaires* seront appliqués aux hommes por-
teurs d'une hernie. Il va sans dire que le
bandage ne sera appliqué que lorsque la
hernie aura été réduite, c'est-à-dire, lors-

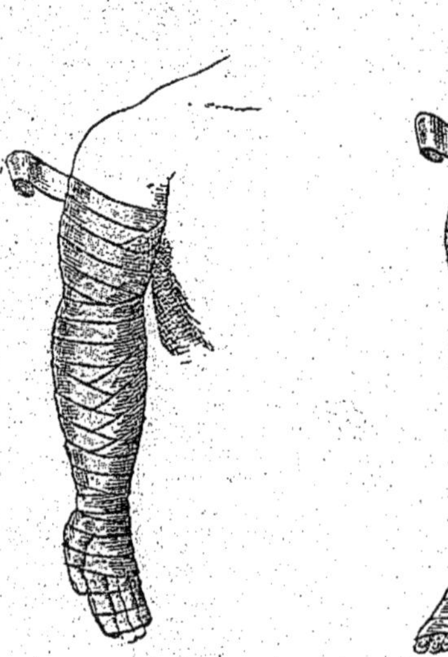

Figure 7.

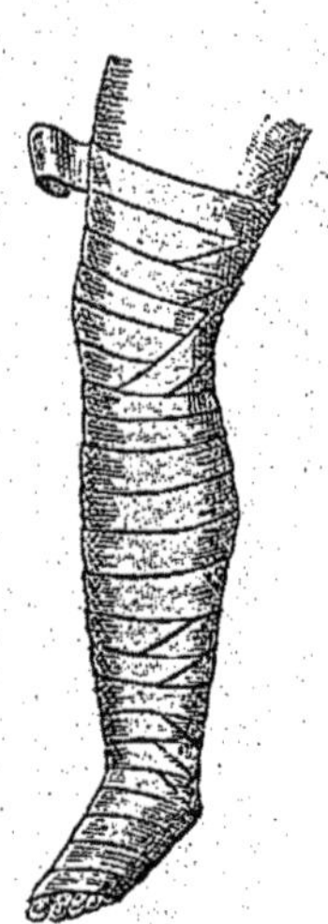

Figure 8.

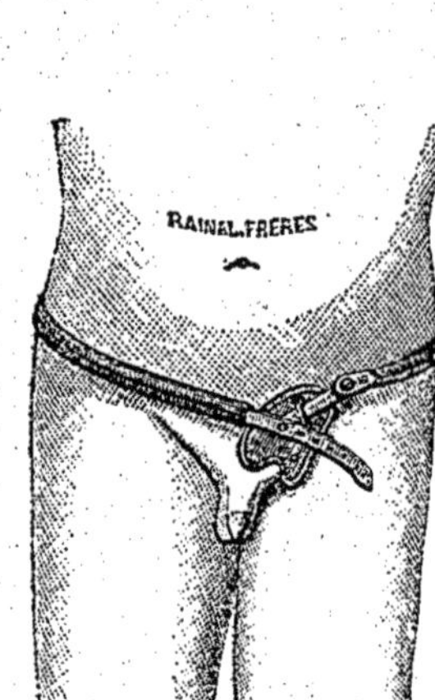

Figure 9.

qu'elle sera rentrée complètement dans le ventre. Si, pour une raison quelconque, il était impossible de la faire rentrer, il ne faudrait pas mettre de bandage, car, dans ce cas, son application serait plus nuisible qu'utile.

Doigtiers. — *Les doigtiers* en peau de mouton servent à protéger les pansements appliqués sur les panaris et les plaies des doigts.

Appareils à fractures. — Les appareils à fractures seront décrits plus loin, quand nous traiterons des fractures.

DEUXIÈME PARTIE

Ligne de conduite à suivre en présence des diverses maladies qui peuvent se rencontrer à bord d'un navire

Lorsqu'un homme se plaint d'être malade, deux cas peuvent se présenter :

1° Ou bien il est porteur d'une lésion apparente, dont l'œil peut facilement constater la présence, comme une grosseur au cou, à l'aine, à l'aisselle ; comme un doigt enflé et rouge, un chancre, un écoulement ; en un mot, un mal qui se voit et peut être touché.

2° Ou bien il se plaint d'un mal qui ne peut être vérifié par la vue, comme une douleur dans la poitrine ou le ventre. Nous allons étudier la façon dont il faut se comporter dans chacun de ces deux cas.

I. — *Le mal se voit et peut être touché*

Les maladies qui rentrent dans cette catégories peuvent être divisées en deux classes :

1° Celles qui apparaissent spontanément, qui viennent pour ainsi dire toutes seules, sans qu'il ait été apparemment rien fait pour les provoquer. Exemple : Le panaris.

2° Celles qui sont la conséquence d'un accident. Exemple : Une brûlure, une fracture de jambe.

A. — *Maladies visibles et apparaissant spontanément*

Les maladies qui constituent ce groupe sont presque toujours les suivantes :

Abcès — Phlegmon	Conjonctivite — Maladie
Furoncle ou Clou	des yeux
Panaris	Maux d'oreilles
Ulcères	Chaude-pisse
Congélation — Engelures	Chancres — Bubons
Crevasses	Hernie
Gale — Maladie de la peau	

Abcès, Phlegmon. — Signes : A la région dont souffre le malade, on constate une *tuméfaction*. Cette grosseur est *rouge, chaude* au toucher et *douloureuse* à la pression. Tout d'abord, elle est dure et peu saillante, puis peu à peu le gonflement se prononce davantage et la tumeur devient molle. A mesure que le pus s'approche de la peau, celle-ci, au lieu de rester rouge, devient sombre et violette. Tel est l'abcès.

Cette suppuration, au lieu de se produire sous la peau, dans les régions superficielles, peut se faire dans les parties profondes. Elle s'étend alors parfois à tout un membre et porte le nom de phlegmon. Comme pour l'abcès, la région atteinte présente du gonflement; la plaie est rouge, chaude et douloureuse au toucher. Ce dernier cas est beaucoup plus grave que le premier et le malade présente un état d'abattement beaucoup plus considérable. La fièvre est très élevée et les mouvements extrêmement pénibles.

Traitement : Pour l'abcès comme pour le phlegmon, il faut tout d'abord prescrire le repos au malade. On recouvre ensuite la région atteinte d'un large *cataplasme antiseptique*. Si le mal siège aux mains ou aux pieds, il faut faire prendre trois fois par jour, pendant une heure, un bain de main ou de pied dans de l'eau phéniquée chaude. Lorsque la peau sera devenue molle, qu'elle se laissera déprimer facilement, comme si l'on appliquait le doigt sur une vessie pleine d'eau, il sera utile, surtout si la suppuration est étendue, de faciliter la sortie du pus par une petite incision pratiquée avec la pointe du bistouri.

Dès que le pus sera sorti, on pansera l'abcès comme une plaie simple. (*V. page 59*).

Furoncle ou **Clou.** — Signes : Le furoncle ressemble à un petit abcès, avec cette différence qu'il présente une saillie pointue au centre et qu'il reste toujours plus dur.

Traitement : Dès son apparition, il est quelquefois possible de le faire rétrocéder en badigeonnant, avec de la teinture d'iode, toute la partie rouge. Si, malgré cette application de teinture d'iode, il continue à se développer, on le recouvrira plusieurs fois par jour, d'un *cataplasme antiseptique*, ou d'un cataplasme de farine de lin qu'on asperge d'une quarantaine de gouttes d'eau phéniquée.

Dès qu'il sera ouvert, soit que cette ouverture se soit produite spontanément, soit qu'elle ait été pratiquée avec la pointe du bistouri, on le pansera comme une plaie simple. (*Voir page 59*).

Anthrax. — Signes : L'anthrax peut être considéré comme la réunion sur un même point d'un certain nombre de clous. Il siège de préférence au cou, mais peut se rencontrer sur différentes parties du corps. Il rend plus malade que le simple furoncle.

Traitement : L'anthrax sera soigné comme le furoncle.

Panaris — Signes : Le panaris est un abcès de l'extrémité d'un doigt. Il se produit ordinairement à la suite d'une piqûre avec un objet malpropre.

Il se développe avec une douleur très vive et des élancements. La cuisson est telle que le malade ne peut trouver le sommeil.

Le doigt se gonfle, rougit, et l'extrémité est lisse et tendue.

Traitement : On fera prendre au malade, trois fois par jour, un bain d'une heure, avec de l'eau phéniquée chaude. Dans l'intervalle, on appliquera des cataplasmes de farine de lin aspergés d'eau phéniquée.

Dès que l'extrémité du doigt est bien gonflée, il ne faut pas hésiter à l'inciser profondément avec le bistouri ; car si l'on abandonne les choses à elles-mêmes, il est à craindre que l'os ne soit atteint par le mal. Il faudra alors un temps très long pour obtenir la guérison et le malade sera exposé à perdre cette extrémité du doigt. Au moment de reprendre le travail, on protègera le doigt malade avec un doigtier.

Ulcères des pêcheurs — Signes : Il arrive fréquemment que sous l'action du frottement des effets cirés ou des engins de pêche sur des mains, presque toujours mouillées et imprégnées de sel, il se développe chez les pêcheurs, particulièrement au niveau des poignets, de gros boutons blancs remplis de pus qui s'ouvrent et forment des plaies longues à guérir. On donne à ces plaies, le nom d'ulcères. Il n'est pas rare que ces plaies produisent dans leur voisinage, de l'inflammation, qui est souvent le point de départ d'abcès ou de panaris.

TRAITEMENT : On panse ces ulcères comme des plaies ordinaires. On les saupoudre avec de l'iodoforme, et on les recouvre ensuite avec une compresse de gaze ou avec de l'étoupe purifiée. Pour mieux les protéger, on recouvre le tout d'un morceau de toile caoutchoutée que l'on fixe avec une bande de toile.

Il faut autant que possible, pendant quelques jours, éviter de se mouiller les mains avec de l'eau de mer. S'il existe de la rougeur tout autour de la plaie et une tendance à l'inflammation, il sera préférable de la recouvrir d'une compresse antiseptique, formée de plusieurs doubles de gaze imbibée d'eau phéniquée tiède.

Congélation, engelures, crevasses. — On donne le nom de *froidures* ou *d'engelures* aux lésions que le froid produit sur nos tissus. On peut diviser les *froidures* en deux catégories. Si le corps se trouve exposé pendant un temps assez prolongé à un froid rigoureux, l'organisme tout entier peut être

frappé. C'est la *froidure*, la *gelure générale*.
Ce cas peut se présenter chez des marins qui,
au début de la campagne de pêche, quand le
froid est encore rigoureux, se trouvent écartés
de leur navire par la brume, et restent
plusieurs jours livrés à eux-mêmes dans leurs
embarcations. Si le froid, au contraire,
n'exerce son action que sur des points limités
du corps, comme les doigts des mains ou des
pieds, par exemple, il ne produit que des
froidures, des *gelures locales*.

Dans le cas de *froidure générale*, de beaucoup le plus grave, la circulation s'active
d'abord et la température s'élève. Mais
bientôt cette excitation tombe, les membres
s'engourdissent, la vue se trouble ; le malade
est saisi d'une lassitude générale, d'un
besoin irrésistible de sommeil ; puis le corps
chancelle, les jambes fléchissent, les paupières se ferment. Enfin la respiration
s'embarrasse, le cœur se ralentit et la mort
peut s'ensuivre rapidement.

TRAITEMENT : Dans ce cas de froidure
générale, les plus grandes précautions doivent
être prises pour éviter une réaction inflam-

matoire trop intense. Il faut éviter avec grand soin de transporter aussitôt le malade dans une pièce trop chaude. La meilleure conduite à tenir sera la suivante : On transportera le patient dans une chambre froide, puis on fera sur tout le corps des frictions avec de la neige ou de l'eau très froide. Un peu plus tard, on continuera ces frictions avec un linge sec et l'on ne chauffera que très lentement la pièce où se trouve le malade.

Les froidures locales offrent moins de gravité. On peut les diviser en trois degrés, selon l'intensité du mal.

Le premier degré est la rubéfaction. Elle se caractérise par une rougeur vineuse de la peau, une teinte violacée qui disparaît et reparaît sous les pressions alternatives des doigts. La peau s'épaissit et forme un gonflement au niveau des parties malades. La douleur est peu vive, mais si l'on expose brusquement la main ou le pied à la chaleur du feu, les engelures deviennent le siège de picotements et de démangeaisons très désagréables. Les parties les plus fréquemment atteintes sont les orteils et les doigts, et parfois aussi les oreilles et le nez.

Le deuxième degré est la vésication. Si le froid a exercé son action d'une façon plus rigoureuse, il peut apparaître, même dès le début, des ulcérations. L'épiderme est soulevé par un liquide sanguinolent. Cette partie de la peau se détache et laisse des ulcérations violacées, grisâtres. La cuisson y est très vive et remplace les démangeaisons du premier degré. Quelquefois, sur la peau gonflée, se forment des crevasses étroites, peu profondes, par lesquelles s'écoule un liquide jaune ou brun qui se dessèche et forme des croûtes fréquemment soulevées par du pus.

Le troisième degré est beaucoup plus grave que les deux premiers. Quelquefois les tissus sont frappés de mort à une grande profondeur sous la peau qui les recouvre. Cette peau est d'aspect livide, comme marbrée et parsemée de petites vessies remplies d'un liquide roussâtre. Bientôt toute cette partie morte se détache par lambeaux et découvre une plaie ulcéreuse, saignante. Quelquefois tous les doigts d'un membre sont pris ensemble et se gangrènent dans leur totalité. Ils se détachent alor sspontanément des parties saines ; leur amputation se fait presque toute seule.

TRAITEMENT : Tout d'abord, les individus prédisposés aux engelures doivent, le plus qu'ils pourront, maintenir leurs mains et leurs pieds dans des mitaines et des bas de laine. Ils ne négligeront pas non plus de se faire fréquemment aux mains et aux pieds des frictions sèches avec de la laine.

Lorsqu'il existe une *engelure au premier degré*, on dissipera parfois la congestion de la peau par des lotions légèrement excitantes, avec du vin chaud ou de l'alcool camphré. Lorsque les engelures auront atteint le *deuxième degré*, que des crevasses et des ulcérations auront entamé la peau, on préservera ces parties malades du contact de l'air avec de la vaseline boriquée que l'on recouvrira de gaze ou d'un linge.

Les engelures du troisième degré réclament un traitement plus attentif. Comme pour la froidure ou gelure générale, il faut éviter soigneusement d'approcher le membre atteint d'un feu ardent. L'exposition à une chaleur trop vive est capable d'amener une gangrène de tout le membre, dont le pied ou la main seul aura été primitivement atteint. Ici encore, comme pour les froidures générales, il faut frictionner le membre malade avec de la neige ou de l'eau très foide et ne l'exposer à une chaleur plus vive que très progressivement.

Sur les parties gangrenées et sur les plaies qui suivront l'élimination des lambeaux de chair morte, il faudra appliquer un pansement antiseptique (*voir page 52*).

Les *crevasses* surviennent fréquemment à la suite des congélations. Elles donnent aux mains une raideur qui rend les mouvements pénibles. Cette douleur s'accroît d'une façon notable lorsque les crevasses sont recouvertes du liquide noir de l'encornet. La gêne est telle que les marins ont peine, le matin, à reprendre leur travail, et qu'ils sont forcés de protéger leurs mains par des mitaines.

Il sera bon de recouvrir les crevasses d'un peu de vaseline boriquée. Quelques essais tentés récemment avec une solution *d'acide picrique* semblent donner de bons résultats.

Gale. — Signes : La gale est une maladie provoquée par la présence d'un petit insecte qui pénètre sous la peau. Au point d'introduction, il produit un petit bouton rouge qui est souvent arraché par le malade et remplacé par une croute. Il existe de vives démangeaisons, surtout au moment de se mettre au lit et pendant la nuit. Ce bouton et les démangeaisons qu'il provoque siègent principalement sur la partie interne des cuisses, sur le ventre, les bourses, les bras, les mains et surtout entre les doigts. Cette maladie est très contagieuse.

Traitement : Si le traitement suivant est bien appliqué, si les frictions sont faites énergiquement et sur toutes les parties du corps sans en omettre aucune, le porteur de la gale peut en être débarrassé dans l'espace de 24 heures. On agira de la façon suivante :

1° Prendre un bain d'une demi-heure avec du soufre (sulfure de calcium), si l'on en possède. A la fin de ce bain, faire, *sur tout le corps*, une friction énergique avec du savon mou.

2° Aussitôt sorti du bain *faire sur tout le corps* une seconde et énergique friction avec la pommade d'Helmerich, qu'on laissera en place jusqu'au lendemain.

3° Le lendemain prendre un 2° bain d'une demi-heure et sulfureux, si possible, comme le premier.

L'insecte de la gale se disséminant dans les vêtements et dans les couvertures du lit, il ne faudra pas omettre de passer ces vêtements et ces couvertures à l'eau bouillante. Sans cette précaution indispensable, le malade pourrait se trouver de nouveau infecté quelques jours plus tard.

Conjonctivite (*maux d'yeux*). — SIGNES : La conjonctivite est une inflammation de la partie interne des paupières et de la peau qui recouvre le pourtour du globe de l'œil. L'œil est rouge, les paupières sont gonflées, et il s'écoule des larmes en abondance. Il se forme une légère suppuration sur le bord des paupières, et souvent, le matin, celles-ci sont collées. Le malade a la sensation d'avoir des graviers dans l'œil et il se produit une démangeaison qui fait porter la main aux yeux à tout instant. La sensibilité à la lumière est très vive et le malade marche la tête baissée et les yeux presque fermés.

Cette affection peut être consécutive à l'introduction dans l'œil du pus de la chaudepisse, lorsque, par mégarde, le malade porteur de cette affection touche à ses yeux, sans s'être lavé les mains. Cette forme de conjonctivite est particulièrement grave et nécessite les soins d'un médecin qu'il faut se hâter de trouver sous peine d'exposer le malade à perdre la vue.

Traitement : Le traitement de la conjonctivite ordinaire consiste à laver l'œil, cinq ou six fois par jour, avec de l'eau boriquée tiède et à maintenir sur l'œil après chaque lavage, une compresse imbibée d'eau boriquée. Il ne faut jamais se servir d'eau phéniquée.

Si l'œil était très gonflé et très rouge, on pourrait employer avantageusement, après chaque lavage, des compresses imbibées d'eau douce glacée.

Maux d'Oreilles. — Il s'agira le plus souvent d'un petit abcès du conduit auditif externe. La douleur qu'il provoque est parfois très-vive. Elle sera calmée par des bains de vapeur répétés plusieurs fois par jour et pris de la façon suivante : Le malade appliquera son oreille au-dessus d'un vase à orifice étroit rempli d'eau chaude de façon à ce que la vapeur pénètre dans son oreille. Dès que le pus commencera à s'écouler, on fera des lavages avec de l'eau boriquée tiède, à l'aide d'une seringue à bout arrondi, puis l'on protégera l'oreille contre le froid extérieur, par un petit tampon de coton hydrophile.

Chaude-pisse. — Signes : La chaude-pisse est une maladie du canal de l'urètre, provoquée par le contact avec une femme malpropre. Elle survient en général au bout de cinq à huit jours. Un chatouillement vers l'extrémité de la verge suivi bientôt d'une cuisson qui est surtout vive en urinant, est le signe du début. Peu de temps après s'écoule du canal un pus blanc, jaunâtre ou verdâtre, auquel se mêle parfois quelques gouttes de sang.

Traitement : Pendant les premiers jours, il faut *laisser couler* et ne pas administrer de médicaments au malade. Il faut lui faire boire, en abondance, de l'eau simple ou de la tisane de chiendent. Il faut s'abstenir de toute boisson irritante, café, thé, eau-de-vie, bière.

On fera dès le début, et la chose sera surtout possible si le navire est dans un port, 3 à 4 fois par jour, des injections avec la solution suivante :

> Resorcine. . . . .   3 gr.
> Eau distillée . . . . 100 gr.

ou mieux :

> Permanganate de potasse.   0 gr. 25
> Eau distillée . . . . 500 gr.

Dès que les douleurs seront un peu calmées, on fera prendre, *trois fois par jour,* dans un pain enchanté ou dans une feuille de papier à cigarettes, deux petites boulettes

d'Opiat : { Cubèbe . . . } āā 30 gr.
           { Copahu . . . }
           { Extrait de ratanhia   q. s.

Le malade se lavera fréquemment avec de l'eau boriquée. Il évitera avec soin de porter ses mains à ses yeux pour ne pas provoquer l'apparition d'une conjonctivite qui, dans ce cas, est très grave.

Il faudra aussi lui faire porter un suspensoir pour éviter que la maladie ne descende dans les testicules et provoque une *orchite*.

Il peut arriver qu'à la suite d'une chaude-pisse ancienne le canal n'ait plus sa perméabilité normale, on dit alors qu'il y a un *rétrécissement de l'urètre*. Cette affection peut parfois nécessiter des sondages, soit avec la sonde molle, soit avec une bougie. L'introduction de la sonde molle se fera de la façon suivante : on tient la verge entre les doigts de la main gauche, puis après avoir préalablement lavé la sonde avec de l'eau boriquée, on enduit celle-ci de vaseline, et, de la main droite, on l'introduit doucement dans l'urètre. L'apparition de quelques gouttes d'urine indiquera que son extrémité a pénétré dans la vessie.

Si le rétrécissement est trop serré et que la sonde molle ne puisse arriver jusqu'à la vessie, on pourra faire usage d'une bougie plus rigide. Elle sera, comme la sonde, lavée à l'eau boriquée et enduite de vaseline, puis on l'introduira doucement, en la tenant seulement entre le pouce et l'index, sans trop forcer. Une pression trop violente pourrait rompre une des brides du rétrécissement et faire dévier la bougie dans les tissus de la verge. Le remède, dans ce cas, serait pire que le mal.

Chancres-Bubons. — SIGNES : Le chancre est une petite plaie développée sur le gland ou sur le prépuce, c'est-à-dire la peau qui l'entoure. Il peut n'en exister qu'un seul, ou s'en produire plusieurs. Leur espèce aussi peut varier, mais le médecin seul pourra en déterminer la variété. On aura tantôt le chancre mou et tantôt le chancre induré. Ce dernier est en général seul, tandis que les chancres mous peuvent exister au nombre de 3 ou 4. On peut retenir cependant que le chancre mou apparaît de 3 à 5 jours après que l'homme s'est exposé à le contracter, tandis que le chancre induré ne vient qu'après

25 jours. Ce dernier chancre est l'accident initial de la syphilis qui nécessite de longs soins ultérieurs. Dans les deux cas, il arrive fréquemment que le chancre provoque l'apparition d'une grosseur dans l'aine, c'est le *bubon* ou *poulain*.

Ce bubon se comportera de façon différente, suivant qu'il sera produit par un chancre de telle ou telle nature.

Traitement : Il faudra traiter séparément le chancre et le bubon. Sur le *chancre* on appliquera soit de la poudre d'ioforme, soit un peu d'onguent mercuriel. Il faudra aussi faire de fréquents lavages avec de l'eau phéniquée.

Sur le *bubon*, au début, on appliquera de l'onguent mercuriel. Mais si le bubon a été produit par un chancre mou, il ne tardera pas à se comporter comme un abcès; il s'enflammera, la peau se ramollira et finalement le pus se fera jour. Il faudra alors cesser les applications d'onguent mercuriel et le traiter comme une simple plaie. Si ce bubon a, au contraire, été la conséquence d'un chancre induré, il restera lui-même dur et finira peu à peu par disparaître, sans s'ouvrir.

Hernie. — La hernie est une grosseur qui se développe au pli de l'aine. Elle est constituée par une portion de l'intestin à laquelle un relâchement de la paroi abdominale livre passage à cet endroit.

Cette grosseur est molle, élastique, indolore et sort surtout quand le malade tousse ou fait un effort. Ordinairement cette hernie rentre d'elle-même, particulièrement quand le malade est couché, et même quand il est debout, sous l'action d'une faible pression de la main. Si, dans ces conditions, cet homme a la précaution de porter un bandage qui contienne sa hernie et l'empêche de sortir, il pourra librement vaquer à ses occupations et n'en sera pas autrement incommodé. Mais il peut arriver qu'un beau jour cette hernie, non contenue par un bandage sorte, et qu'il soit impossible de la faire rentrer. On dit alors que cette hernie est *étranglée*. A partir de ce moment, le tableau change, et des accidents de la plus haute gravité menacent le malade.

Celui-ci ressentira bientôt des douleurs violentes, d'abord au siège de la hernie, puis dans tout le ventre. Ces douleurs s'accompagneront de vomissements que rien ne pourra faire cesser.

Il faut aussitôt maintenir le malade dans le repos le plus absolu, *couché sur le dos*, les genoux et les cuisses à demi-fléchis, et appliquer de la glace sur la hernie. S'il n'existe pas de glace, on la remplacera par un cataplasme de farine de lin, arrosé de 20 ou 30 gouttes de laudanum. Si la chose est possible, on lui fera prendre avantageusement un grand bain tiède. Mais il ne faut pas oublier la gravité de ce cas, et si au bout de quelques heures la hernie refuse de rentrer sous une légère pression des doigts, il faut en toute hâte se mettre à la recherche d'un médecin, car une opération seule pourra sauver le malade, et cette opération ne pourra plus être pratiquée qu'avec peu de chances de succès, après trois jours. Passé ce délai, l'intestin commencera à se gangrener.

B. — *Maladies visibles, mais qui sont la conséquence d'un accident*

Quand un homme a été victime d'un accident et que cet accident a déterminé une rupture dans la continuité de la peau, *une plaie,* cette blessure, quelle que soit son importance, quel que soit son siège, devra recevoir un pansement immédiat et *ce pansement devra toujours être très antiseptique.*

Pour réaliser ce pansement antiseptique, le capitaine devra réunir un certain nombre de conditions qui sont les suivantes :

1° La première de ces conditions est de ne toucher au blessé qu'avec des mains très propres. Ces mains seront donc lavées soigneusement avec une brosse et du savon et trempées ensuite dans une solution phéniquée.

Sur un linge propre, étalé sur une table, il disposera ensuite les pièces qui serviront au pansement : une cuvette avec de l'eau phéniquée tiède, dans laquelle il jettera plusieurs petits tampons de coton hydrophile ; de la poudre d'iodoforme ; de la gaze dégraissée ; de la toile caoutchoutée et une bande de toile ou un bandage, suivant la région du corps atteinte.

Pendant ce temps, des aides couperont avec les ciseaux les vêtements qui environnent la plaie, de façon à ce que celle-ci soit bien découverte ;

2° Il lavera ensuite la plaie et la peau contusionnées avec des tampons de coton imbibés dans la solution phéniquée ; pour bien étancher la plaie, il suffira d'exprimer un des tampons et de s'en servir comme d'une éponge. Tout tampon qui aura été souillé de sang ou de crasse sera aussitôt jeté ;

3° Cette plaie propre est ensuite saupoudrée de poudre d'iodoforme ;

4° Par dessus la poudre d'iodoforme, on appliquera une compresse de gaze trempée dans la solution phéniquée. Cette compresse sera plus grande que la plaie, de façon à la déborder de partout ;

5° Appliquer ensuite sur la compresse de gaze une couche de coton hydrophile ou d'étoupe purifiée ;

6° Un carré de toile caoutchoutée, recouvrant le coton, protègera le pansement contre l'humidité et toutes souillures extérieures ;

7° Toutes ces pièces du pansement seront fixées avec une bande de gaze ou de toile, un triangle, un bandage de corps, suivant la région du corps blessée. (*V. Figures 5, 6, 7 et 8, pages 26, 27 et 28*).

Pour appliquer la bande, il faut toujours commencer l'enroulement de bas en haut, c'est-à-dire de la main vers l'épaule ou du pied vers la cuisse. Il faut éviter de serrer trop fortement, de façon à ne pas arrêter la circulation du sang dans le membre. Si, par mégarde, le pansement était trop serré, on s'en apercevrait aux signes suivants : la main ou le pied et en général toute la portion du membre qui se trouve vers l'extrémité, c'est-à-dire au-dessous de la plaie, devient *bleue et froide*. Le malade accuse en outre de l'engourdissement dans cette extrémité. Pour faire cesser ces inconvénients, il suffira de desserrer un peu la bande.

Il faut enfin placer le blessé dans la position allongée, si la plaie siège au membre inférieur, et disposer un coussin sous le mollet, de façon à ce que le pied soit sur un plan plus élevé que le reste du membre.

Si, au contraire, la blessure siège au membre supérieur, il faudra soutenir ce membre en plaçant l'avant-bras dans une écharpe.

Si la plaie ne suppure pas, et si le malade n'accuse pas de douleur, ce pansement pourra rester en place plusieurs jours. Il sera ensuite renouvelé de la même façon qu'il a été décrit ci-dessus, et toutes les pièces du pansement ancien, sauf la bande de toile ou de gaze qui pourra être lavée à l'eau bouillante, seront détruites ou jetées à la mer.

Dans tout accident, quelle que soit la façon dont il se produise, qu'il fasse une ou plusieurs victimes, on constatera en général une des lésions suivantes :

1° Brûlures ;

2° Plaies avec ou sans hémorrhagie ;

3° Contusions avec ou sans plaie ;

4° Entorse, foulure, luxation ;

5° Fracture avec ou sans plaie.

Brûlures. — On appelle *brûlures* les lésions que produisent sur nos tissus la chaleur et certaines substances dites caustiques, comme l'acide sulfurique ou vitriol, par exemple.

Signes : Les *brûlures*, comme les gelures, doivent être divisées en plusieurs degrés, suivant la profondeur à laquelle les tissus ont été atteints.

Le premier degré, le plus léger, est provoqué par une flamme restée un temps fort court au contact de la peau; par un liquide ou un corps solide, dont la température n'atteint pas 100 degrés. Il est caractérisé par de la *rougeur*, de la *chaleur* et de la *tuméfaction*. La douleur est très vive au début, puis s'atténue peu à peu pour s'éteindre au bout de quelques heures.

Lorsque ces accidents ont pour cause les rayons solaires, ils prennent le nom de *Coup de soleil*.

Le deuxième degré est provoqué surtout par l'eau en ébullition. L'épiderme est soulevé par de petites cloches analogues à celles que détermine le vésicatoire. Si ces cloches se déchirent et sont enlevées, il se produit une douleur très vive. La surface suppure, et très souvent il se forme des cicatrices que l'on eut évitées si la peau était restée en place après l'écoulement du liquide.

Le troisième degré est souvent provoqué par le contact d'un corps métallique porté au rouge ou par l'application prolongée de la flamme. La destruction de la peau est complète, les parties sous-jacentes elles-mêmes sont atteintes. La douleur est très vive. Il se forme de larges eschares qui, après leur chute, laissent voir une plaie profonde suppurante. Enfin, si l'action du feu a été plus intense encore, les muscles sont détruits et les vaisseaux et les nerfs sont mis à nu.

TRAITEMENT : Dans la brûlure *au Ier degré*, on se contentera de calmer la douleur. Les irrigations d'eau froide, les bains prolongés de la région atteinte, dans une eau un peu tiède, y réussissent le plus souvent.

Au *2° degré*, il faut éviter d'arracher la peau soulevée par les cloches ; on ouvrira les vésicules, de façon à ce que la peau se réapplique sur les parties profondes. La douleur est alors bien moins vive et la suppuration moins à craindre. En tous cas, que la peau soit enlevée où qu'elle soit maintenue en place, on appliquera le pansement suivant : On enduira de vaseline un large carré de gaze dégraissée et l'on en recouvrira toute la surface brûlée. De façon à ce que cette gaze ne se colle pas à la plaie en se desséchant, on appliquera par dessus un morceau de toile caoutchoutée, puis une couche d'ouate, que l'on fixera avec une bande. Il est un autre pansement très efficace et qui calme la douleur d'une façon remarquable. Il consiste à imbiber le carré de gaze d'une solution saturée d'*acide picrique*. Et à cet effet il serait désirable que tous les coffres renfermassent un ou deux litres de cette solution. Cette gaze sera comme précédemment recouverte de toile caoutchoutée et d'ouate.

Dans les brûlures profondes, surtout si l'on manque d'acide picrique, on emploiera avec avantage des compresses imbibées d'eau phéniquée. L'acide phénique exerce aussi une action très calmante sur la douleur.

Plaies avec ou sans hémorrhagie. — Les plaies sont des solutions de continuité de la peau, produites par des chocs, des piqûres, des coupures. Elles peuvent encore être déterminées, dans le cas de fracture d'un membre, par les fragments osseux qui perforent les téguments.

Dans tous les cas, quelle que soit la cause qui les provoque, les plaies doivent être divisées en deux catégories. Si le sang coule goutte à goutte, en faible quantité, elles portent le nom de *plaies sans hémorrhagie ou plaies simples*. Si, au contraire, le sang coule avec abondance, s'il jaillit au point d'atteindre les hommes qui avoisinent le blessé, on les appelle *plaies avec hémorrhagie*.

Plaies simples. — Pour le pansement de ces plaies, on se comportera comme il est dit page 52.

Quand le sang aura été complètement étanché, avant d'appliquer le pansement, il faudra, autant que possible, rapprocher les bords de la plaie. La chose est relativement facile quand cette plaie présente une section nette, comme après un coup de couteau, par exemple. Elle le sera moins quand la plaie aura été produite au cours d'une contusion; dans ce cas, les bords en seront le plus souvent déchiquetés et très irréguliers. Il faudra, néanmoins, pour hâter la cicatrisation, chercher à les rapprocher de la façon suivante :

Un aide, qui se sera soigneusement lavé les mains, maintiendra le plus possible au contact l'une de l'autre les deux lèvres de la plaie. Puis, pour maintenir celle-ci dans un milieu antiseptique, on la recouvrira d'un petit morceau de gaze imbibée d'eau phéniquée, dont les dimensions seront à peine plus grandes que celles de la plaie elle-même. On découpe ensuite des bandelettes de diachylum, larges de un à deux centimètres et longues de sept à huit centimètres, et on les applique l'une contre l'autre par-dessus le carré de gaze phéniquée et dépassant celui-ci de chaque côté. Ces bandelettes de diachylum qui auront été préalablement chauffées devant le feu ou au-dessus de la flamme d'une lampe, sont collées directement sur la peau. Elles pourraient sans inconvénient faire tout le tour du membre. (*V. Figures 1, 2, 3 et 4, pag. 22 et 23*).

Par-dessus ces bandelettes on appliquera le pansement tel qu'il a été décrit page 52.

Plaies avec hémorrhagie. — L'importance de ces plaies est en rapport direct avec l'abondance du sang qui s'en écoule.

1° *Le sang coule goutte à goutte :* Les plaies qui atteignent les doigts des mains ou des pieds, le visage, le cuir chevelu, ne donnent, en général, jamais lieu à une perte sang considérable. Il suffira, la plupart du temps, pour arrêter l'hémorrhagie, après avoir procédé comme il est dit page 52, pour tout pansement, d'appliquer sur la plaie un ou plusieurs tampons dont ou aura exprimé l'eau phéniquée, puis une épaisse couche de coton, et de serrer fortement avec une bande en toile. Si le sang ne s'écoule plus, ce pansement peut rester en place un ou deux jours. On traite ensuite la plaie comme une plaie simple. On renouvellerait le premier pansement compressif si l'hémorrhagie venait à se reproduire.

2° *Le sang s'élance en jet :* Il n'en sera
pas de même si la plaie réside à la face
interne du bras, au pli du coude, sur le
devant de l'avant-bras, ou encore à la face
interne de la cuisse ou dans le creux du jarret.
Dans ce cas, surtout si la plaie est profonde,
une grosse artère a pu être touchée et l'en-
tourage du blessé s'en aperçoit d'ailleurs
rapidement. Le sang, au lieu de s'écouler
goutte à goutte, en bavant, s'élance en jet et
sort en grande abondance. Ici, le moment est
critique, et il n'y a pas une minute à perdre.
Il faut saisir en toute hâte ce que l'on a à sa
portée : un morceau de toile que l'on roule
ou un bout de corde. On serre fortement le
membre blessé *au-dessus du siège de la
blessure*, si on aperçoit celle-ci. Si on ne la
voit pas, on sera toujours sûr de bien faire,
en appliquant ce lien à la racine du membre,
près de l'aisselle pour le bras, près de l'aine
pour la cuisse. Si l'écoulement du sang ne
s'arrête pas il ne faut pas craindre de serrer
fortement, surtout si ce lien a été appliqué
par-dessus les vêtements.

Le capitaine coupera ensuite les vêtements

pour mettre la blessure bien à nu. La plaie sera lavée, comme il est dit, page 52, et recouverte d'un léger pansement antiseptique. Il prendra alors la bande de caoutchouc ou, à

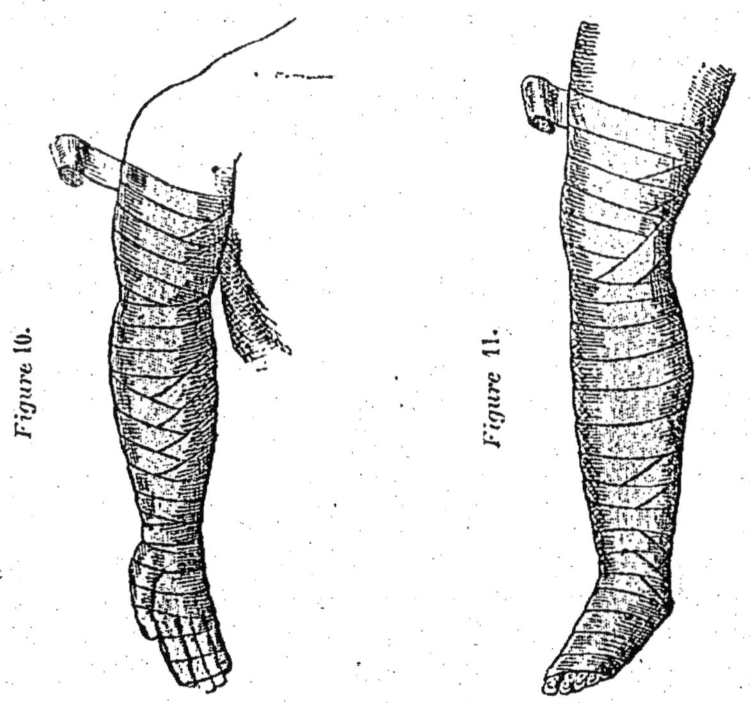

son défaut, une bande en toile forte qu'il appliquera de la façon suivante. Serrer fortement, à bloc, en commençant aux doigts de la main ou du pied; continuer, en serrant toujours, l'enroulement de la bande, de manière que chaque tour nouveau empiète de un ou deux centimètres sur les tours précédents. Il continuera ainsi jusqu'à la racine du membre, en passant sur la plaie sans en tenir compte. Il arrivera progressivement jusqu'à la corde qui avait servi au début. Là, il appliquera les uns sur les autres plusieurs tours de bande et finalement arrêtera celle-ci soit avec une épingle double, soit en coupant son extrémité en deux, suivant sa longueur, pour pouvoir faire un nœud. A ce moment seulement, on enlèvera la corde qui avait servi à faire la construction du début.

Cette bande, serrée avec force, arrête l'hémorrhagie, en refoulant au-dessus de la plaie le sang du membre blessé, mais il s'ensuit que la circulation ne se fait plus dans ce membre et que le blessé courrait un grand danger à rester longtemps dans cette situation. Il faut en toute hâte faire voile vers l'endroit le plus rapproché, où il sera possible de trouver un médecin, car ce dernier seul peut continuer les soins urgents que réclame le malade.

Contusions. — Les contusions sont des meurtrissures d'une partie quelconque du corps, produites par un choc ou une chute. Elles se font sans plaie ou avec plaie.

1° *Contusions sans plaie :* Dans ce cas, la peau n'a pas été rompue ; elle est rouge d'abord, puis devient violette et bleue ; le plus souvent, surtout à la tête, elle présente un gonflement, une bosse.

Traitement : Si la contusion siège au pied où à la main, il sera bon de plonger la partie blessée dans de l'eau de mer froide, puis de la recouvrir ensuite de plusieurs compresses imbibées d'eau froide. Ces compresses seront fréquemment renouvelées.

Un autre moyen efficace, qu'il sera toujours bon d'employer, consiste à masser la région contuse. Pour cela, à l'aide d'un peu d'huile dont on mouille ses doigts, on exerce une douce pression sur la région malade. Ce massage se fera en remontant, c'est-à-dire en glissant les doigts de la racine du membre vers le tronc. On pourra renouveler ces massages matin et soir.

2° *Contusions avec plaie :* Si la plaie produite par la contusion est petite, si elle se réduit à quelques éraillures de la peau, on la traitera comme une contusion ordinaire. Si, au contraire, elle présente une assez grande étendue, on la traitera comme toutes les autres plaies. *(Voir page 52)*.

Entorse. — Foulures. — Luxations. — L'*Entorse et la Foulure* se produisent à la suite d'une chute ou d'un choc violent. Dans ce cas, les ligaments qui rattachent les uns aux autres les os d'une jointure, ont été distendus et quelquefois arrachés ; mais les surfaces osseuses elles-mêmes n'ont pas quitté la place qu'elles doivent normalement occuper.

Il se produit au niveau de l'articulation frappée, une douleur très vive, qui parfois peut aller jusqu'à la syncope. Cette douleur est rendue plus violente encore par le moindre mouvement et elle entraîne d'une façon presque absolue, l'impuissance du membre.

Peu après survient un gonflement qui déforme l'articulation empâtée et rouge.

Quelquefois on constate aussi des ecchymoses, des taches rouges de la peau ; mais celles-ci sont rares dans l'entorse, tandis qu'on les trouve toujours quand il existe une fracture.

Dans les entorses légères, quand les ligaments ont été simplement distendus, sans entraîner à leur suite un fragment osseux, la guérison survient assez rapidement.

TRAITEMENT : L'entorse simple guérit facilement. Si elle siège au pied ou à la main, des bains d'eau de mer froide, longtemps prolongés, pendant 4 à 5 heures, sont très efficaces. Lorsque le bain local froid est impossible (à l'épaule par exemple), on

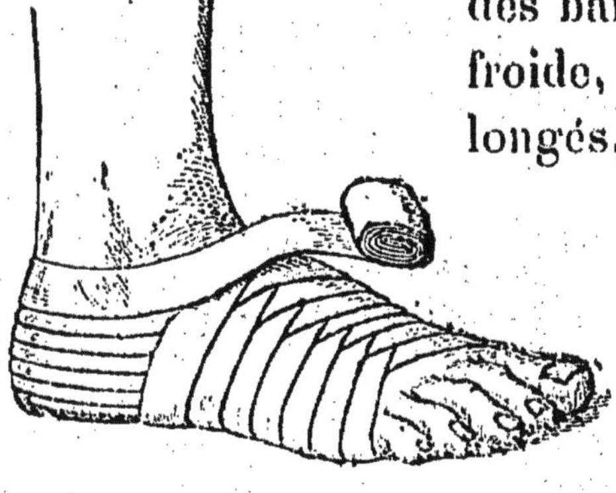

Figure 12.

entoure la partie malade de compresses trempées dans de l'eau de mer. La jointure malade sera ensuite immobilisée après l'application d'un pansement ouaté. On serre assez fortement la bande qui fixe la ouate. Au bout de quelques jours, on complètera ce traitement par un massage pratiqué pendant un quart d'heure, matin et soir. Le massage sera fait, la main remontant des doigts vers l'épaule ou du pied vers la cuisse.

Luxation — Il y a *luxation* quand l'effort qui a porté sur une jointure a déplacé les extrémités des os qui constituent celle-ci. Les surfaces articulaires ne se correspondent plus; la jointure est déboîtée.

Signes : Lorsque la luxation se produit, il existe à ce point une *vive douleur* que le plus léger mouvement exaspère.

Le membre est devenu impuissant ; le blessé ne peut plus le mouvoir, et ce membre se place dans des attitudes très différentes de celles qu'il offre normalement. La jointure présente parfois une *déformation* considérable. Si on la compare à celle correspondante du membre sain, on constate des saillies là où se voyaient des dépressions et inversement. L'axe du membre paraît changé.

En outre, la région atteinte ne tarde pas à présenter un *gonflement considérable*.

Traitement : La réduction d'une luxation,

c'est-à-dire la mise en place des surfaces osseuses, constitue une difficulté trop grande pour être tentée par un homme inexpérimenté. Lors donc que le capitaine, en analysant les signes décrits ci-dessus croira se trouver en présence d'un membre luxé, il se contentera de le maintenir dans la plus grande immobilité possible par des attelles, s'il s'agit d'un membre inférieur, et par une écharpe, s'il s'agit d'un membre supérieur, et fera voile vers l'endroit où il saura rencontrer un médecin.

A. — *Fractures en général*

Fractures. — Les affections que nous allons passer en revue sous le nom de fractures constituent des accidents qui se rencontrent avec une assez grande fréquence à bord des navires de pêche. Si l'on tient compte qu'il peut se passer un grand nombre de jours avant que le blessé soit à même de recevoir les soins d'un médecin, et que, pendant ce temps, si le membre est mal remis les fragments osseux se souderont dans une mauvaise position et rendront infirme ce malheureux blessé, on se convaincra facilement de l'importance de cette question et de la nécessité dans laquelle se trouvent les capitaines de la bien connaître.

On dit qu'il y a *fracture* quand un os a été rompu brusquement dans un point quelconque de sa continuité.

Les fractures présentent une gravité très différente suivant que la peau a été rompue ou non à leur niveau, suivant que le foyer de la fracture est ou non en communication avec l'extérieur. Nous diviserons donc les fractures, en *fractures simples* et en *fractures compliquées de plaie.*

Mais avant de passer en revue ces deux espèces de fractures et de décrire les signes qui permettront de les reconnaître, nous croyons très utile d'indiquer tout d'abord de quelle façon il convient de transporter un blessé atteint de fracture.

Dès qu'un homme a été victime d'un choc violent et que le capitaine suppose le membre atteint fracturé, il recommandera de ne point toucher au malade et de le laisser étendu sur le pont du navire. Puis, armé des ciseaux que renferme le coffre, il fendra, dans toute sa longueur, le vêtement qui recouvre le membre blessé. Dès qu'il aura reconnu le siège de la fracture, il appliquera à ce niveau, de chaque côté du membre, des attelles entourées de coton, puis il fixera solidement ces attelles, à l'aide d'une bande de toile. Les deux fragments de l'os seront ainsi bien soutenus, et il sera alors facile de transporter le blessé.

Il est indispensable de procéder toujours ainsi. En effet, si l'on veut transporter le blessé avant de connaître le siège exact de la fracture, il peut arriver que le moindre mouvement fasse passer au travers de la peau un des fragments osseux, et qu'une fracture simple produise ainsi une fracture compliquée, dont la gravité est beaucoup plus grande.

Les deux fragments osseux étant bien maintenus par des attelles, si la fracture siège au membre supérieur, le blessé pourra, le plus souvent, soutenu par deux aides, marcher lui-même jusqu'au poste ou jusqu'à la chambre du capitaine, où on lui appliquera ensuite un appareil définitif.

S'il s'agit, au contraire, du membre inférieur, un homme soutiendra le blessé sous les aisselles, un autre sous les reins, un troisième portera le membre sain, et le capitaine se chargera du membre fracturé, maintenu dans ses attelles.

1° Fractures simples. — Les fractures simples, nous l'avons dit, sont celles où les fragments osseux restent cachés sur la peau. Il n'y a pas de plaie au niveau de la fracture.

On les reconnaît aux signes suivants :

1° *La douleur.* — Il existe une douleur vive caractérisée par son siège précis au niveau du trait de la cassure ;

2° *L'impuissance du membre.* — Il est impossible au malade de soulever le membre fracturé, à cause de la douleur que provoquent au niveau du foyer de la fracture, les mouvements des fragments brisés.

3° On ne tarde pas à constater au niveau du siège de la fracture, un *gonflement assez considérable*, puis des *épanchements de sang et des ecchymoses* à la peau.

4° Le membre est souvent *déformé*; la pointe du pied, par exemple, au lieu de correspondre à la partie antérieure de la jambe, sera portée en dehors et même en arrière.

2° Fractures compliquées. — Les fractures compliquées sont celles où il existe une plaie au niveau du siège de la fracture, lorsque, par exemple, un des fragments osseux a traversé la peau. Elles peuvent montrer, à leur tour, tous les signes que nous venons de passer en revue pour les fractures simples. Ce qui les caractérise, nous venons de le dire, c'est la communication du foyer de la fracture avec l'extérieur. Souvent on peut voir et toucher les fragments osseux. Cette variété de fracture est beaucoup plus redoutable que la précédente. En effet, si la plaie de la peau est large, si les bords en sont déchiquetés, meurtris, si des corps étrangers ont pénétré dans le foyer de la fracture, la marche de cet accident est très différente. Du pus peut se produire dans l'intérieur de la fracture et, alors, la cicatrisation ne se fera pas, les fragments ne se réuniront point, et une inflammation grave est à craindre.

Traitement : Il sera donc de toute nécessité, en présence d'une fracture compliquée, de faire un lavage soigneux de la plaie avant d'appliquer un appareil quelconque. Ce lavage se fera avec tous les soins prescrits pour le pansement des plaies (*V. page 52*). On laissera à demeure sur la plaie une compresse trempée dans de l'eau phéniquée, et l'on placera l'appareil de façon que l'on puisse de temps en temps renouveler ce pansement.

Si, au bout de quelques jours, l'on constate, malgré toutes les précautions prises, que le malade a de la fièvre, qu'il souffre, et que du pus s'écoule par la plaie, il faudra rallier le port le plus rapproché.

B. — *Description des principales Fractures*

Les fractures qu'un capitaine de navire

aura le plus fréquemment à soigner sont les suivantes : Fracture du bras, de l'avant-bras, du poignet, de la cuisse et de la jambe.

1° **Fracture du bras** — Les fractures des bras comprennent diverses catégories que je ne décrirai pas dans ce court exposé. Je passe sous silence les fractures de l'extrémité supérieure de l'os, celles avoisinant directement l'articulation de l'épaule, dont les signes sont trop complexes et le traitement hors de la portée d'un capitaine. J'aborderai donc aussitôt les fractures qui intéressent le milieu du bras, c'est-à-dire l'os compris entre l'épaule et le coude.

Signes : Les signes auxquels se reconnaîtra une fracture du bras, sont les suivants :

1° *Une mobilité anormale :* Si d'une main on saisit le bras près de l'épaule, tandis que l'autre main tient le coude, on constate, en imprimant de légers mouvements à chacune des extrémités de l'os, que le bras s'incline sur lui-même, qu'il a une tendance à se plier en deux ; ce signe est un indice fatal d'une rupture dans la continuité de l'os.

2° *Une déformité :* Les muscles, en se contractant, ont une tendance à rapprocher l'un de l'autre les deux extrémités du bras, et forment une tuméfaction au niveau du siège de la fracture. Cette grosseur est encore augmentée par le déplacement des deux fragments osseux qui, au lieu de rester placés bout à bout, chevauchent l'un au-devant de l'autre.

3° Enfin, les mouvements imprimés au bras déterminent une *crépitation*, un bruit, par le frottement des deux fragments l'un contre l'autre.

Traitement : Il existe pour la contention de fracture du bras, un bon appareil qui donne presque toujours d'excellents résultats ; mais son application est difficile et n'est pas possible à bord d'un navire, sans le secours d'un médecin.

Il nous faut donc, ici, nous contenter de décrire l'appareil ordinaire, qui se compose de trois simples attelles en bois. Quoique élémentaire, cet appareil, lorsqu'il est bien appliqué, se trouve être très suffisant pour les fractures du milieu du bras, surtout si l'on complète son action par un moyen très simple, qui consiste à exercer une traction sur l'extrémité inférieure du bras, près du coude.

Le but à atteindre dans la fracture du bras, comme du reste dans toute fracture en général, consiste à maintenir les deux fragment osseux bout à bout pendant leur consolidation. Pour cela, le capitaine se comportera de la façon suivante :

Le blessé, dont on aura coupé les vêtements, sera assis sur une chaise, de façon à ce que le bras malade soit bien libre et accessible de tous les côtés. L'avant-bras sera ramené en avant, placé à angle droit, et soutenu par le bras sain. Un aide saisira le coude des deux mains, et exercera une traction modérée, mais continue, sur ce coude, tandis qu'un deuxième aide soutiendra le haut du corps, de telle façon que le bras malade tombe bien, suivant une ligne verticale. Peu à peu, par suite de la traction sur le coude, les muscles se relachent et les fragments se trouvent ramenés d'eux-mêmes en bonne position. Si une saillie indiquant un déplacement des fragments existait encore au niveau du siège de la fracture, une légère pression avec les mains serait suffisante pour placer ces fragments aussi bout à bout que possible.

Pendant que le blessé reste ainsi immobile, soutenu et maintenu par les aides, le capitaine dispose ses attelles. Il aura bien soin de les entourer d'une couche épaisse d'ouate et d'en garnir particulièrement les deux extrémités. — Cette recommandation est

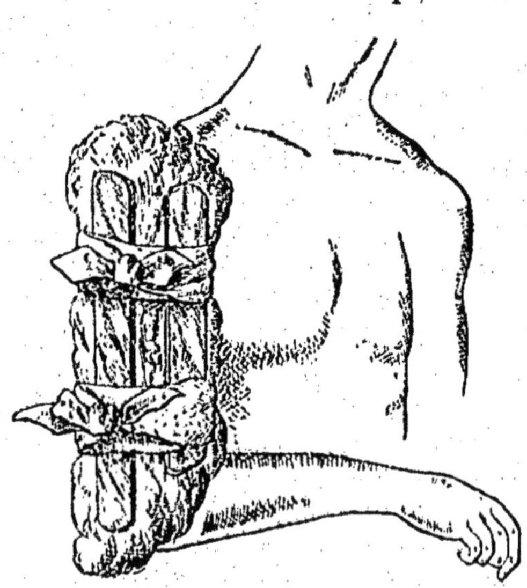

Figure 13.

très importante, car il arrive fréquemment que des attelles mal garnies, blessent le malade, en comprimant directement la peau, et forcent à recommencer le pansement. Il sera encore utile, toujours dans le même but, de recouvrir le bras d'une couche d'ouate avant d'appliquer les attelles.

Toutes ces précautions ayant été prises, on place alors les attelles, les deux plus grandes en avant et en arrière, la plus petite en dedans, entre le pli du coude et le creux de l'aisselle, et on les maintient dans cette situation avec une bande de toile fortement serrée. Ce n'est qu'à ce moment que l'aide, qui exerçait une traction sur le coude, pourra quitter cette position. Cet appareil sera laissé en place pendant quarante jours.

2° Fractures de l'avant-bras

Sous cette dénomination, nous comprenons seulement les fractures qui intéressent les deux os de l'avant-bras, dans leur partie moyenne. Nous traiterons dans le chapitre suivant la fracture de l'extrémité inférieure, que nous avons placée dans une catégorie spéciale, sous le nom de fracture du poignet.

Signes : Les fractures des deux os de

l'avant-bras se reconnaissent aux signes suivants :

1° L'avant-bras, au lieu d'être aplati, prend une forme arrondie, cylindrique, par suite du gonflement qui se produit et de l'effacement plus ou moins complet de l'espace qui sépare les deux os.

2° Le plus souvent on constate vers la face dorsale du bras, une saillie formée par le relief des fragments osseux déplacés.

3° Enfin, en saisissant l'avant-bras par chacune de ses extrémités, on constate qu'il a une tendance à se plier par le milieu.

TRAITEMENT : Comme pour le bras, il faut d'abord remettre les fragments en place. Pour cela, un aide saisit la main dans la sienne, et exerce sur elle une douce traction, tandis qu'un deuxième aide agit de la même façon, en saisissant le coude fléchi. Les muscles se relâchent et les fragments osseux se remettent en bonne position. Si, malgré cette double traction, ils se maintiennent déplacés, une troisième personne exercera une pression directement sur les fragments pour les forcer à se placer bout à bout.

Le capitaine entoure ensuite l'avant-bras d'une couche d'ouate, puis il applique deux attelles également bien garnies d'ouate, l'une au-dessus et l'autre au-dessous. Il fixe ces attelles par une bande de toile assez fortement serrée. Il ne faudra pas,

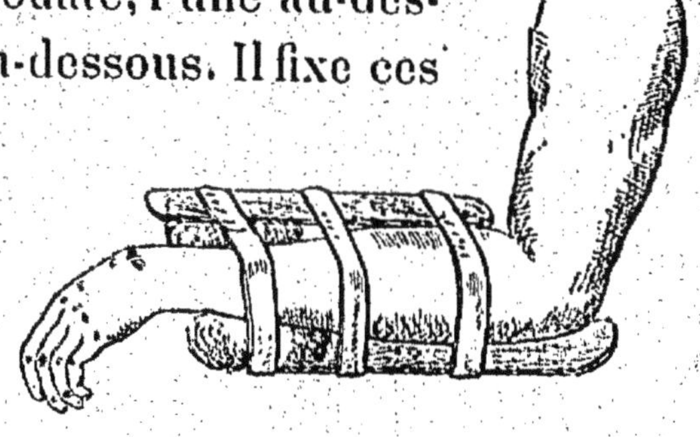

Figure 14

toutefois, que cette compression soit trop énergique et arrête la circulation dans le membre. On s'apercevrait de ce fait, en voyant la main bleuir et se refroidir. Il suffirait de desserrer légèrement la bande

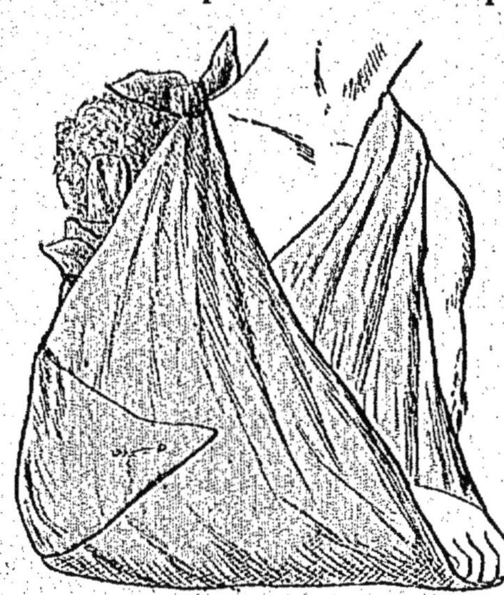

Figure 15.

pour remettre les choses en état.

Cet appareil sera maintenu en place pendant environ un mois.

3° Fracture du poignet

Cette fracture se produit le plus souvent par une chute sur *la paume de la main*, et quelquefois aussi par une chute sur *le dos de la main*.

Signes : Dans ce genre de fracture, la région du poignet présente une déformation tout à fait caractéristique. Sur la face dorsale de la main et du poignet, on constate une voussure, une saillie. Puis, au-dessus de cette saillie, dans la direction du coude, existe un creux, une dépression, dans laquelle on peut enfoncer l'extrémité des doigts. Du côté de la paume de la main, la disposition est inverse ; au lieu d'une concavité, la partie inférieure de l'avant-bras offre une bosse, une convexité très prononcée. Cet ensemble de creux et de saillies donnent à la main un aspect particulier, que l'on a désigné sous le nom de déformation en *dos de fourchette*. Toute la région présente en outre un gonflement assez considérable.

Traitement : Il faut d'abord réduire la fracture, c'est-à-dire replacer les fragments en bonne position. Pour cela, tandis qu'un aide saisit l'avant-bras à pleine main, le capitaine embrasse avec les deux mains le poignet du blessé, puis avec les pouces croisés au-dessus de la bosse formée par le fragment inférieur, il presse sur lui de façon à le replacer dans l'axe du membre. On voit alors le dos de fourchette s'aplatir, et la main

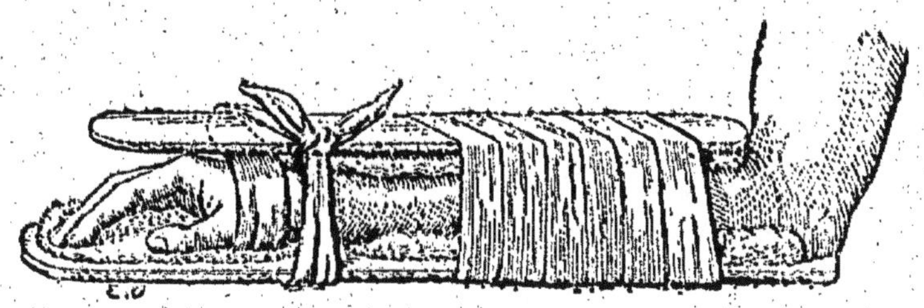

Figure 16.

se remettre dans l'axe de l'avant-bras. Comme pour l'avant-bras, on placera une attelle bien garnie d'ouate sur le dos du poignet et une autre sur sa partie antérieure. Ces deux attelles iront jusqu'aux extrémités des doigts. Une bande de toile les fixera solidement en place. Cet appareil ne sera enlevé qu'au bout de 25 jours.

4º Fracture de la cuisse

Comme pour le bras, nous n'envisagerons pas ici les fractures qui intéressent l'extrémité supérieure de l'os, c'est-à-dire les parties directement en rapport avec l'articulation de la hanche. Ces variétés de fractures sont trop complexes pour être traitées par un capitaine, et nécessiteront le secours immédiat d'un médecin. Nous ne passerons donc en revue que la fracture du corps du fémur proprement dit, c'est-à-dire celle qui se produit en général vers le milieu de l'os.

Signes : Cette fracture se reconnaît aux signes suivants :

1º *La déformation du membre.* Cette déformation est la conséquence du déplacement des fragments, du gonflement des muscles, et de l'épanchement du sang.

Dans son ensemble, la cuisse paraît raccourcie, plus grosse, et sa région externe présente, en général, une courbure en arc de cercle.

2' *Le raccourcissement du membre.* Ce signe ne fait presque jamais défaut.

3° *La mobilité anormale*. Il suffit de passer la main à plat entre le plan du lit et la face postérieure de la cuisse, et de soulever légèrement celle-ci au lieu présumé de la fracture. La cuisse se laissera plier et fléchir à ce niveau.

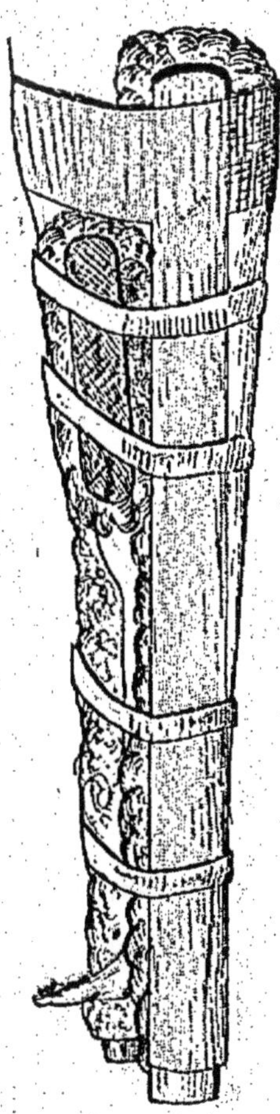

Figure 17.

TRAITEMENT : Le traitement de cette fracture demande des soins très attentifs, car si les attelles ne sont pas bien maintenues, la consolidation se fera en produisant un raccourcissement du membre, et le blessé boitera. Il faudra d'abord, comme toujours, faire la réduction de la fracture, c'est-à-dire amener les fragments bout à bout. Une traction pratiquée sur le pied et la jambe suffit en général pour remettre les fragments en position. Cette traction sera maintenue pendant toute la durée de l'application des attelles. Elle sera encore continuée quand les attelles seront en place. Pour cela, une bande de toile enroulera la cheville, et à ses deux extrémités on attachera un corps pesant, un morceau de fer de 3 à 4 kilos, par exemple, qu'on laissera pendre au bout du lit.

Les attelles, au nombre de trois, seront bien garnies d'ouate, surtout aux extrémités, et seront placées, les plus longues en dedans et en dehors, et la plus courte sur la face antérieure, sur le devant de la cuisse. Elles seront solidement fixées avec une bande de toile.

Cet appareil sera maintenu en place pendant 50 jours.

5° *Fractures de la jambe*

Nous n'envisagerons ici que les fractures du tibia, c'est-à-dire du plus gros des os de la jambe.

Cette fracture siège en général à la partie moyenne ou dans le tiers inférieur de l'os.

Signes : On reconnaîtra une fracture de jambe aux signes suivants :

1° *L'impuissance du membre.* Le blessé ne peut plus se servir de cette jambe pour marcher.

2° *Le déplacement des fragments.* Le fragment supérieur fait une saillie, une bosse facile à apprécier en avant et en dedans.

3° *Le raccourcissement du membre.*

4° *La crépitation.* Si l'on exerce une pression sur les deux fragments osseux, au niveau du siège présumé de la fracture, il se produit un bruit de frottement assez facile à percevoir.

5° *La mobilité anormale.* On perçoit cette mobilité anormale en saisissant le membre au-dessus et au-dessous du point fracturé. On constate alors que la jambe a une tendance à se plier par son milieu. Toutefois, ce signe ne doit être recherché qu'avec une grande prudence, car il arrive fréquemment que le trait de fracture est très oblique, que les fragments sont terminés par une pointe que l'on sent immédiatement sous la peau. Un déplacement brusque de l'un de ces fragments, surtout du supérieur, pourrait amener une perforation de la peau, et transformer du même coup une fracture simple en une fracture compliquée, cette dernière, nous l'avons dit, beaucoup plus grave. (Voir fractures compliquées page 73).

6° Enfin, il existe souvent près du siège de la fracture, des *phlyctènes*, des bulles de couleur rouge foncé, lie de vin, et remplies de liquide teinté de sang.

Nous ne ferons qu'indiquer, dans le but d'attirer davantage sur elle l'attention du capitaine, la fracture qui siège à peu de distance de l'articulation du cou de pied. En raison de ce voisinage articulaire, ce genre de fracture est plus grave, et la guérison plus longue à obtenir.

TRAITEMENT : Pour obtenir la réduction d'une fracture de jambe, c'est-à-dire la position des fragments aussi bout à bout que possible, on procèdera de la façon suivante :

Après avoir coupé le pantalon du malade, un aide saisit à pleines mains la jambe, au niveau du genou ; un autre aide tient le talon dans la main droite et le devant du pied dans la main gauche. Les quatre doigts de cette main gauche s'appliquent sur le dos du pied, tandis que le pouce appuie sur la plante. Ces deux aides exercent une traction en sens inverse, tandis qu'une troisième personne fait avec les doigts une pression sur les fragments pour les remettre en place. Une recommandation spéciale doit être faite à l'aide qui est placé au bout du pied. Pendant que la main droite de cet aide tire fortement sur le talon, le pouce de la main gauche repousse en avant le haut du pied, de

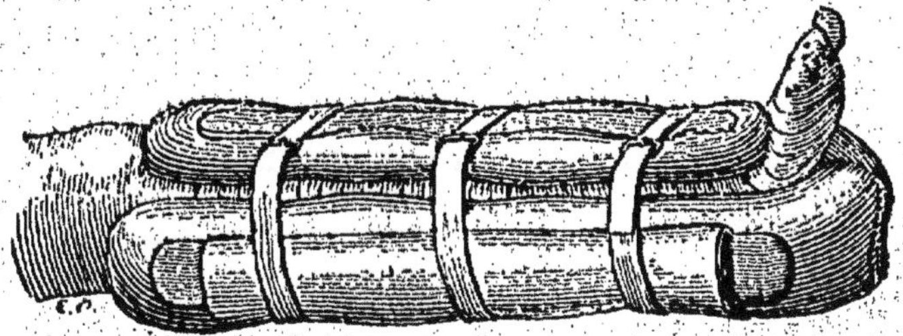

Figure 18.

façon à ce que celui-ci soit dans une position verticale par rapport à l'axe de la jambe. Il veillera aussi à ce que le 2° doigt du pied soit placé sur une ligne qui passerait par le milieu du genou.

Pendant ce temps le capitaine a disposé

ses attelles, enroulées chacune dans une épaisse couche d'ouate. Les deux plus longues seront placées l'une en dedans, l'autre en dehors de la jambe, et descendront jusque sur les bords du pied qu'elles dépasseront de un ou deux centimètres. La plus courte sera appliquée sur le devant de la jambe, immédiatement sur l'os. Elles seront solidement maintenues en place par une bande de toile.

Le blessé sera alors porté dans son lit, et, entr le pied et l'extrémité du lit, on placera un morceau de bois ou une petite boîte, de façon à ce que ce pied reste bien d'équerre, que la pointe ne s'abaisse pas en avant. Cet appareil restera en place pendant environ un mois.

Secours en cas de syncope. — Il peut arriver que des hommes, à la suite d'une chute ou après une contusion violente, perdent totalement connaissance ; on dit alors qu'ils sont atteints de syncope. Cet état peut faire croire à la mort, car le blessé est exsangue, la face est pâle, décolorée et le cœur, parfois, cesse de battre. Il ne faut pas dans ce cas chercher à maintenir le malade assis, mais au contraire le coucher à plat sur le dos, complètement étendu, la tête aussi bien que le reste du corps. Il faut aussi dénouer sa cravate et desserrer ses vêtements. Le plus souvent, cette attitude que l'on donne au blessé suffit à le faire revenir à lui. S'il tarde à reprendre connaissance, on placera sous ses narines le flacon d'éther débouché, puis on lui fouettera le visage et le devant de la poitrine avec un linge mouillé. Si l'état syncopal continue à persister, on pratiquera la respiration artificielle. (*Voir page 103*).

Secours en cas d'apoplexie. — Il peut arriver que pendant la saison froide, surtout s'ils sont en état d'ivresse, ou l'été s'ils restent tête nue sous l'action d'un soleil ardent, des hommes tombent comme foudroyés. Le malade a perdu connaissance, mais son cœur continue de battre. Contrairement à ce qui se passe dans l'état de syncope, la peau est rouge, la face est congestionnée, les yeux injectés de sang.

On dit alors qu'il est atteint d'*apoplexie.*

Dans ce cas, il faut immédiatement le coucher à plat sur le dos, *la tête un peu élevée*, puis desserrer tous ses vêtements.

Surtout si l'on soupçonne un coup de soleil, il faut placer sur la tête du malade des compresses d'eau aussi froide que possible. On appliquera aussi des sinapismes sur les jambes et les cuisses, puis l'on administrera un lavement avec un paquet de sulfate de soude dissout dans un verre d'eau. Si, malgré tout, le malade ne revient pas à lui, si le visage reste fortement congestionné, on pourra avantageusement lui pratiquer une petite saignée en lui fendant le bout de l'oreille. Il n'y a pas ici d'hémorrhagie à redouter. Quand le malade aura perdu un ou deux verres de sang, il suffira d'appliquer un petit pansement compressif pour en arrêter l'écoulement.

Secours en cas d'insolation. — Les désordres produits par la chaleur d'un soleil ardent peuvent être de deux sortes : quand les rayons solaires déterminent simplement sur une région découverte une rougeur vive, qui s'accompagne de cuisson, on dit que le malade a reçu *un coup de soleil*. C'est une brûlure analogue à celle que détermine le contact peu prolongé de l'eau bouillante, et cet accident doit être soigné comme une brûlure ordinaire.

Mais il se peut que la chaleur produise dans tout l'organisme des désordres beaucoup plus marqués. Quelquefois même, le malade perd tout d'un coup connaissance.

En général les accidents arrivent fréquemment ; il y a tout d'abord une soif vive, une chaleur insupportable à la peau, un mal de tête violent ; de l'accablement, une grande tendance au sommeil ; des nausées, des vomissements, une douleur vive au creux de l'estomac ; les jambes fléchissant ne peuvent plus supporter le corps qui s'affaisse, puis enfin survient la perte de connaissance.

La face est pâle ; on constate des raideurs musculaires ; la respiration, les battements du cœur s'accélèrent d'abord, mais se ralentissent bientôt. Enfin, on note des convulsions, signes précurseurs d'une mort imminente.

TRAITEMENT : Dès que les premiers symptômes ont éclaté, il faut mettre le malade dans un lieu aussi frais que possible, et pratiquer sur tout le corps des frictions énergiques avec de l'eau très froide. En même temps, on appliquera sur la tête des compresses d'eau glacée ou très froide. Si le coma persiste, on peut placer un vésicatoire à la nuque. Enfin, si tous ces moyens échouent, on aura recours à la respiration artificielle.

Secours aux Asphyxiés et spécialement aux Noyés

1° *L'individu est encore dans l'eau.*

L'individu qui tombe à l'eau, dit M. Ferrand, dans son traité des *Premiers Secours aux Empoisonnés, aux Noyés et aux Asphyxiés,* fait des efforts énergiques pour remonter à la surface et, s'il ne sait pas nager, n'arrive pas à s'y maintenir. Cependant, le besoin pressant de respirer se faisant sentir, il aspire, au lieu d'air, le liquide qui l'entoure et ne tarde pas à être paralysé par une véritable asphyxie.

Toutefois, la victime qu'on a retirée de l'eau n'est pas toujours réellement noyée ; elle peut être seulement sous l'influence d'une syncope provoquée par le saisissement subit qu'elle a éprouvé. Dans l'un ou l'autre cas, les secours à donner seront les mêmes.

Le premier point à considérer, c'est la manière dont on doit s'y prendre pour porter secours à la personne qui vient de tomber à l'eau, alors que tout excite à croire que son sauvetage pourra être tenté dans les meilleures conditions. Sur ce sujet, mon savant homonyme, M. Ferrand, pharmacien à Lyon, a donné d'utiles conseils qu'il est bon de répandre. Ces conseils s'adressent à d'excellents nageurs, comme il s'en trouve heureusement quelques-uns un peu partout, et tendent à détruire certains préceptes qui ont cours et sont véritablement inhumains. Ainsi les uns disent : « On prend un noyé comme on peut. » D'autres : « Ne touchez pas au noyé qui se débat, vous exposeriez votre vie ; il se cramponnerait à vous et vous seriez perdu ; attendez qu'il soit calmé par le spasme ! » On a même écrit ceci : « Il faut préalablement donner au noyé un coup de poing sur la tête, de manière à l'étourdir ! Ce sont là des procédés barbares et qu'on doit bien se garder de suivre. S'il faut parfois plusieurs heures de soins assidus pour ramener le noyé à la vie, il ne faut qu'une minute pour que l'asphyxie devienne définitive. Que les bons nageurs s'inspirent des conseils qui vont suivre, et, le cas échéant, ils pourront apporter des secours efficaces et immédiats, sans compromettre leur propre existence.

« Première manœuvre — *Ne pas se laisser prendre le premier*, car c'est là qu'est le danger, mais *être prêt à surprendre le noyé par derrière et en même temps par deux points à la fois*, pour immobiliser le haut de son corps ; et bientôt *le saisir rapidement de la main gauche par les cheveux, de la main droite par l'épaule droite*, et le maintenir ainsi hors d'état de nuire, *la face*

au-dessus de l'eau ; avoir *les bras étendus
énergiquement devant soi* pour tenir le noyé

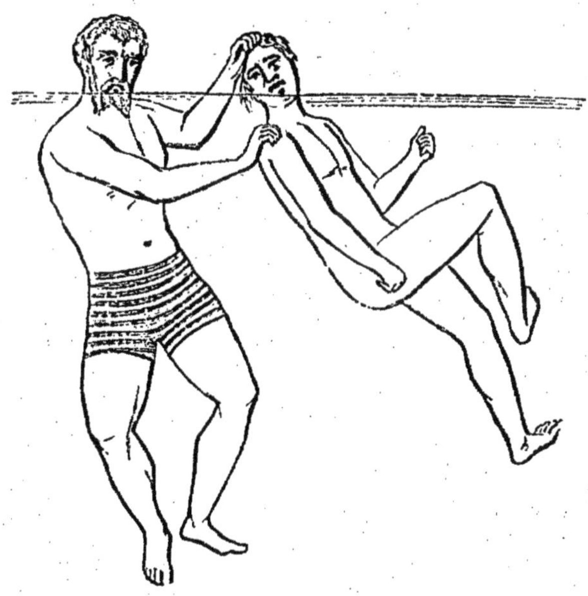

Figure 19.— Sauvetage d'un noyé : Première manœuvre

à distance et *nager debout*, la tête et les
jambes mises ainsi à l'abri de toute atteinte.
(Voir fig. 19).

« Deuxième manœuvre. — Surveiller le
bras droit du noyé et chercher à *le saisir
au-dessous du poignet pour le ramener
derrière sa tête* et se préparer à pratiquer
l'entraînement *(Voir fig. 20).*

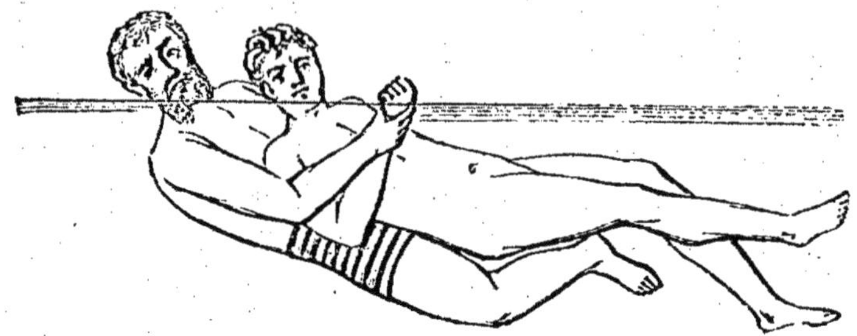

Figure 20. — Deuxième manœuvre.

« TROISIÈME MANŒUVRE. — Le bras est-il saisi ou devenu inoffensif, le sauveteur imprime quelques secousses au repêché *pour*

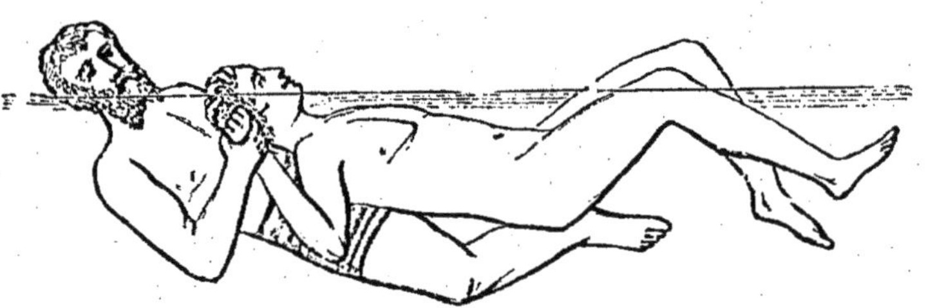

Figure 21. — Troisième manœuvre.

le faire flotter sur le dos, et se jette lui-même à la renverse, amène la tête de ce dernier sur sa poitrine et nage avec sécurité vers le bord. (*Voir fig. 21*).

« LE NAUFRAGÉ EST-IL ÉVANOUI, pratiquez l'entraînement comme il vient d'être dit (*troisième manœuvre*), avec cette différence que le sauveteur *conserve libre sa main droite*, soit pour aider à la natation soit pour saisir plus sûrement les amarres, cordages, perches ou bateaux qui peuvent venir à son aide. (*Voir fig. 22*).

« Enfin, lorsqu'on ne peut soi-même aller jusqu'au rivage, à cause des courants, des écueils et surtout de la marée descendante, l'on peut se tenir sur l'eau, ainsi qu'il vient d'être dit, pendant plusieurs heures, en attendant les secours.

« Ma confiance en cette méthode, ajoute l'auteur, est telle que je n'hésite pas à proposer de la vulgariser par tous les moyens et surtout par l'exercice de ses pratiques dans toutes les écoles de natation, car c'est proposer de faire autant d'hommes aptes

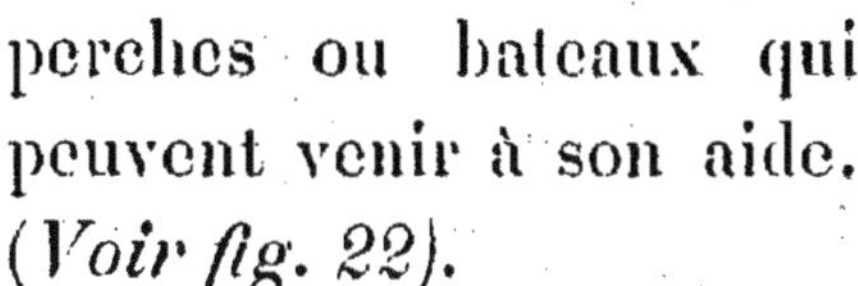

Figure 22. — Entraînement du noyé évanoui

à sauver leurs semblables qu'il y aura de nageurs ; c'est proposer enfin d'augmenter les chances de salut des naufragés, en rendant moins souvent applicable le dernier mot de la noble devise des sauveteurs : SAUVER OU PÉRIR ! »

2. *Le noyé est retiré de l'eau.*

Dès qu'un noyé est retiré de l'eau, il faut prendre aussitôt les précautions suivantes : le malade, placé dans une chambre bien aérée, est dépouillé rapidement de ses vêtements, tout au moins jusqu'à la ceinture ; on écarte de force les machoires et on maintient l'écartement, si c'est nécessaire, par un coin de bois placé entre les grosses dents ; la bouche, la gorge et les fosses nasales sont débarrassées des mucosités au moyen du doigt, et la langue, saisie entre le pouce et les doigts, garnis d'un linge quelconque pour éviter le glissement, est attirée hors la bouche et maintenue contre un des côtés, afin de laisser passage à l'air.

On pratique ensuite et tout ceci rapidement, les manœuvres suivantes, conseillées

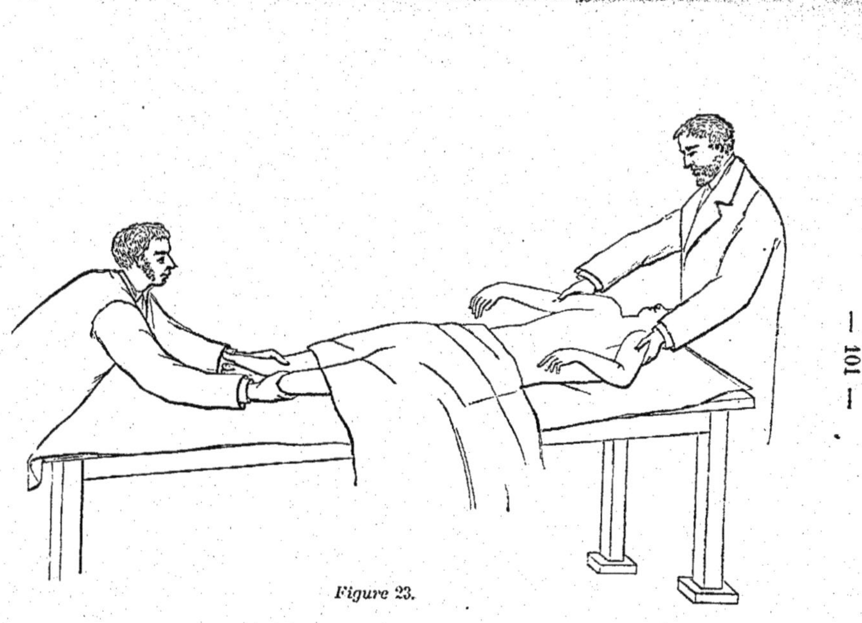

Figure 23.

par un médecin américain, M. Howard, et destinées à débarrasser l'estomac et les poumons de l'eau qu'ils contiennent :

1° *Position du patient* : On enlève les vêtements du noyé jusqu'à la ceinture et on en fait un paquet qui servira de coussins. Le patient est alors couché sur le ventre la face sur le sol et le coussin appliqué au creux de l'estomac.

2° *Position de l'opérateur* : L'opérateur pose à plat la main gauche sur le milieu du thorax, la droite sur le bas du dos en face de l'estomac, puis il exerce de tout son poids une compression sur le noyé pendant 2 à 3 secondes ; puis, tout d'un coup en se servant du dos du patient comme point d'appui, il se relève brusquement. Cette manœuvre est répétée 2 à 3 fois à de courts intervalles et a pour but de faire sortir de l'estomac et des poumons l'eau que ces organes renferment, en comprimant ceux-ci entre le coussin et les mains.

Toutes ces manœuvres ont été faites rapidement, sans perdre de temps, et l'on se hâte de pratiquer ensuite la *respiration artificielle*.

La respiration artificielle se fait en deux temps.

1ᵉʳ Temps. — On se place à la tête du noyé et, saisissant ses bras à pleine main, on

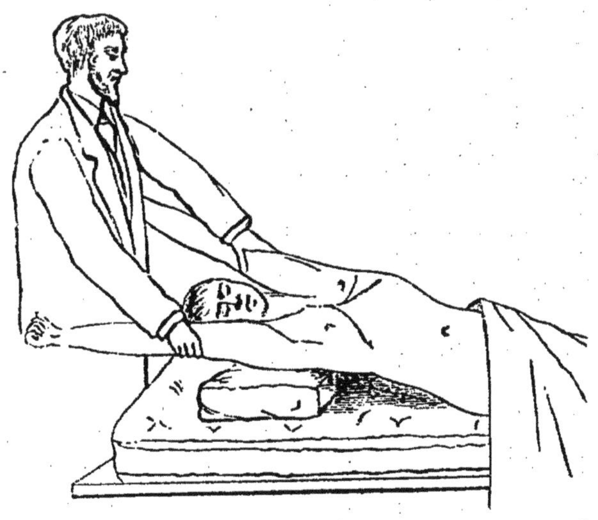

Figure 24. — Premier temps

les élève lentement de chaque côté de sa tête comme dans les exercices d'assouplissement. (*Voir fig. 24*).

2ᵉ Temps. — On abaisse lentement les bras du noyé en les repliant, et en pressant ses coudes contre les côtés de la poitrine. (*Voir fig. 25*).

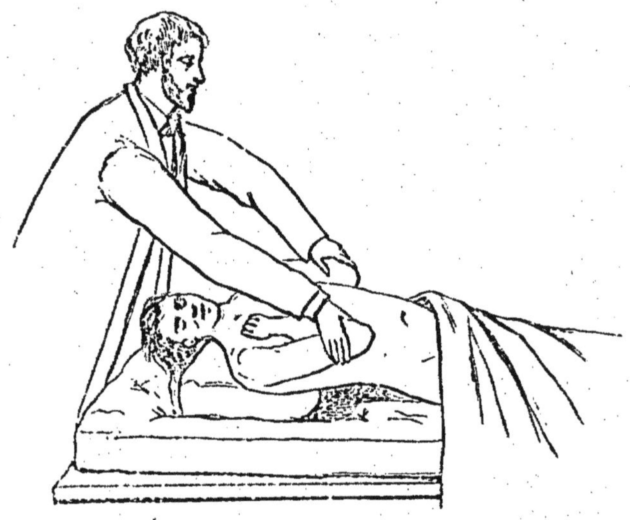

Figure 25. — Deuxième temps

On recommence alternativement ces deux mouvements, lentement, autant que possible en suivant les mouvements de la respiration normale, c'est-à-dire 14 ou 15 fois par minute.

En même temps que l'on pratique la respiration artificielle, une autre personne fait sur tout le corps des *frictions énergiques* avec des morceaux de laine, un pan de la couverture, des gants de crin, ce qu'on a sous la main. *Le réchauffer* avec des briques ou des bouteilles chaudes.

Continuer avec persévérance ces manœuvres pendant deux ou trois heures et ne cssser que quand le noyé revient à lui.

Très important. — En dehors de la présence d'un médecin, ne faire sous aucun prétexte autre chose que ce qui est dit plus haut.

Lorsque le noyé a recouvré toute sa connaissance, et seulement alors, on lui fait prendre un peu d'eau-de-vie ou un verre de vin chaud, on le couche et on l'engage à dormir.

Conseils aux baigneurs. — Ne jamais prendre de bain moins de deux heures après avoir mangé.

Ne se baigner qu'ayant chaud, mais sans être en grande transpiration.

Ne jamais attendre pour sortir de l'eau que l'on ressente un frisson et, si ce frisson se produit, en sortir immédiatement.

S'habiller promptement en sortant de l'eau.

Se donner du mouvement dès qu'on est habillé.

Commotion cérébrale. — Dans ce paragraphe et ceux qui suivent, nous empruntons encore largement à M. Ferrand. A la suite d'un choc extrêmement violent, et surtout d'une chute d'un lieu élevé, qui ont imprimé au cerveau une vive secousse, le blessé peut manifester les signes de la *commotion cérébrale*.

Légère, elle est caractérisée par des éblouissements, des bourdonnements d'oreille, des étourdissements, un affaissement général, une sorte d'hébétude. Plus grave, elle produit la perte de connaissance.

TRAITEMENT : Transporter le blessé dans une pièce aérée, le coucher sur un lit ou un matelas, la tête un peu élevée et s'empresser de déboutonner les vêtements, le col de chemise et généralement tout ce qui peut gêner la respiration et la circulation du sang. Lui asperger le visage d'eau fraîche et mouiller le front et les tempes avec de l'alcool camphré.

Faire respirer de l'éther, frictionner vivement les membres avec des flanelles imbibées d'alcool camphré. Promener des sinapismes sur les membres, sur la poitrine, sur la région du cœur, maintenir sur la tête des compresses d'eau froide.

Ne donner de boisson que lorsque le blessé a repris connaissance.

Corps étrangers. — *Corps étrangers dans l'œil :* Engager le patient à résister au besoin qu'il éprouve de se frotter l'œil ; entr'ouvrir les paupières pour tâcher de découvrir la parcelle irritante. Si vous apercevez le corps étranger, essayez de le détacher au moyen d'une bague, d'un corps arrondi, en évitant de frotter et d'irriter l'œil. Si vous n'avez pu rien voir, chargez un aide de tenir la paupière soulevée et faites à plusieurs reprises des injections d'eau fraîche qui entraîneront le corps étranger.

Dans tous les cas, calmer l'irritation par l'application sur l'œil fermé de compresses d'eau fraîche.

Corps étrangers dans l'oreille : Quand il

s'agit de cérumen, c'est-à-dire de la matière grasse qui se produit naturellement dans l'oreille, on obtient d'excellents résultats avec des injections vigoureuses et prolongées au moyen de l'irrigateur Aiguisier, avec de l'huile ou de l'eau tiède.

S'il s'agit d'un corps plus dur, on cherchera à le saisir avec une petite pince, avec une épingle émoussée et recourbée en crochet.

Saignement de nez. — Cet accident est généralement des plus bénins, mais s'il est abondant, s'il persiste, il affaiblit beaucoup la personne qui en est atteinte et peut occasionner des faiblesses et la syncope ; il faut chercher à l'arrêter.

Premiers secours : On bassine les tempes avec de l'eau fraîche ou de l'eau vinaigrée ; on lui fait tenir la tête droite et non baissée, et le bras correspondant à la narine d'où le sang s'écoule élevé. Il faut lui défendre expressément de se moucher et se contenter de laver les narines.

Si l'écoulement du sang persiste, on fera élever les deux bras à la fois ; on fera prendre un bain de pied sinapisé, le malade restant debout ; on appliquera un sinapisme sur la nuque, entre les deux épaules ; enfin on placera une ligature moyennement serrée à la naissance de la cuisse et du bras correspondant à la narine saignante, de manière à faire gonfler les veines.

S'il survenait une syncope, on aurait recours aux moyens indiqués plus haut. (*Voir page 90*).

Crachement de sang. — Le crachement et le vomissement de sang peuvent venir soit de la poitrine, soit de l'estomac. Dans le premier cas, le sang est rouge, vermeil, écumeux, et il y a ordinairement un accès de toux qui précède ou accompagne l'hémoptysa. Dans le second cas, le sang rendu par vomissement, sans accès de toux, est épais, noir et mélangé de caillots. Il y a en même temps une grande anxiété, des sueurs froides, douleur vive et pesanteur au creux de l'estomac.

Premiers secours : Placer le malade dans un endroit frais et aéré ; lui faire prendre des boissons très froides, acidulées (limonade gazeuse, eau vinaigrée).

On desserre le cou et la taille, on promène des sinapismes d'abord aux mollets, puis aux poignets.

Si le sang est rouge, vermeil, on met également des sinapismes sur les côtés de la poitrine et entre les épaules ; on impose un silence absolu. On peut tenter enfin la ligature de la cuisse et du bras, comme pour le saignement de nez.

Si le sang est noir et résulte des vomissements, l'ensemble des moyens sera le même ; mais on appliquera au creux de l'estomac un sinapisme, puis une vessie remplie de glace.

Rupture de varices. — Les veines variqueuses, ouvertes par un coup, une chute, un effort violent, laissent échapper un jet de sang qui se tarirait difficilement si on l'abandonnait à lui-même. Cette lésion, peu douloureuse et peu grave au fond, réclame cependant quelques soins, pour éviter une abondante perte de sang et la faiblesse qui en pourrait résulter.

Premiers secours. — On appliquera le doigt sur la plaie en attendant qu'on apprête les compresses et la bande dont on se servira ensuite. Les compresses, pliées en plusieurs doubles, seront imbibées d'eau phéniquée et fixées par plusieurs tours de bande. On évitera l'usage du diachylum qu'il serait plus tard presque impossible d'enlever sans déterminer une nouvelle hémorrhagie.

Epilepsie. — Cette affreuse maladie est encore appelée *haut mal, mal caduc.* Elle se manifeste par des accès dont la durée est variable, depuis quelques minutes jusqu'à plusieurs heures, mais dont le spectacle est effrayant. L'individu, frappé subitement, tombe en poussant un cri. La perte du sentiment et de l'intelligence est complète, la face est pâle. Après un court instant d'immobilité, les membres sont agités de violentes secousses, le visage grimace, tiraillé en tous sens par des contractions incessantes ; la bouche se couvre d'écume teintée de sang, due à ce que le malade se mord fréquemment la langue, les machoires se ferment et s'entr'ouvrent convulsivement. Les mains sont violemment fermées, *les pouces en dedans.*

Après la cessation de l'accès, le malade garde, pendant un temps plus ou moins long, un état d'hébétude et de tristesse qui lui fait rechercher la solitude. Quelques individus sont pris d'un délire furieux, contre lequel il est nécessaire de prendre des précautions.

Premiers secours : Coucher le malade en plein air, la tête élevée. Tous les soins consistent à le garantir contre les chocs violents et les chutes, à faire rentrer la langue qui pourrait se trouver prise entre les dents et mordue. On attendra patiemment que l'accès cesse de lui-même.

Odontalgie ou rage de dents. — *La rage de dents* est parfois si violente qu'il est nécessaire de soulager les personnes qui en sont atteintes.

Premiers secours : Introduire dans la cavité de la dent une petite boule de coton imprégnée de laudanum ou d'éther. Mettre du même côté, dans l'oreille, du coton trempé dans du laudanum. Donner un bain de pieds sinapisé. On applique des sinapismes aux jambes.

II. — *La maladie ne se voit pas*

Le malade qui se présente à la visite, et demande les soins du capitaine, n'est pas toujours porteur d'une lésion apparente. Il peut se plaindre d'un malaise, d'une douleur mal définie et qu'il lui est impossible de localiser. Le capitaine devra alors s'entourer d'un grand nombre de renseignements, poser une série de questions, qui l'aideront à préciser la nature de l'affection qu'il va avoir à combattre, en un mot à établir ce qu'on appelle un diagnostic. En effet, pour soigner une maladie, il faut la connaître, et ce n'est pas toujours question facile.

La première chose qu'il devra faire, ce sera de rechercher si le malade qui est devant lui a ou non de la fièvre.

Il pourra déjà être mis sur la voie par les déclarations de ce malade, qui se plaindra d'avoir mal à la tête, dans les reins, dans tous les membres ; s'il existe des frissons, avec langue sèche, pâteuse, perte d'appétit et soif vive. Mais ces indications resteront insuffisantes pour pouvoir préciser ; un seul moyen est vraiment efficace, c'est l'emploi du thermomètre, que la Commission de visite a fait placer dans tous les coffres, depuis plusieurs années. L'emploi de ce petit instrument est très facile, et son usage à la portée de tous. Il suffit de placer son extrémité inférieure dans le creux de l'aisselle et de l'y laisser pendant douze à quinze minutes. S'il existe de la fièvre, la petite colonne de mercure montera au-dessus du trait rouge qui est en regard du chiffre 37°. (Ce chiffre correspond à la température normale d'un homme bien portant.) Il suffira de regarder en face de quel chiffre s'arrête la petite colonne de mercure pour avoir le degré précis de la fièvre.

La connaissance de cette température précise est des plus importantes, car tout individu chez qui elle atteint de 38° à 39° est à coup sûr un malade. Il ne faudra pas, toutefois, toujours en déduire que si cet homme n'a pas de fièvre il n'est point malade. Il existe en effet des indispositions comme la diarrhée, le scorbut, qui évoluent sans fièvre.

Les maladies que le capitaine sera le plus susceptible de rencontrer sont les suivantes :

Nous les diviserons en deux catégories :

1° Les maladies non contagieuses ;

2° Les maladies contagieuses.

Cette division a son importance, en raison des dispositions spéciales qu'il sera urgent de prendre dans le second cas.

Avant d'entrer dans la description de ces diverses maladies, nous croyons utile de donner le conseil suivant : Quand un homme paraît être réellement malade, qu'il a de la fièvre, le capitaine ne pouvant du prime abord déterminer de quelle nature est l'affection qu'il aura à soigner, ne sachant pas si cette maladie sera ou non contagieuse, nous lui conseillons de placer aussitôt cet homme, quand toutefois la chose est possible, dans un compartiment isolé, hors du contact du reste de l'équipage. Il sera ainsi plus facilement à sa portée, et surtout si la maladie est reconnue contagieuse par la suite, il ne s'exposera pas à la voir s'étendre à tous les hommes du poste. Il serait à désirer que tous les navires eussent ainsi une petite pièce où l'on puisse pratiquer l'isolement.

1º **Maladies non contagieuses**

Les maladies non contagieuses les plus fréquentes à bord sont les suivantes :

1º Rhume ; bronchite.

2º Fluxion de poitrine.

3º Maux de gorge ; angine.

4º Indigestions.

5º Empoisonnements.

6º Embarras gastrique.

7º Coliques ; diarrhée ; dysenterie.

8º Rhumatisme articulaire aigu et douleurs rhumatismales.

9º Scorbut.

10º Urticaire.

1º Rhume ou bronchite. — Le rhume ou bronchite est ordinairement provoqué par un refroidissement et surtout par le froid humide.

Signes : Le malade a un peu de fièvre, de la courbature, et un mal de tête. La langue est blanche, l'appétit diminue.

Il a des quintes de toux, qui retentissent péniblement dans la poitrine ; parfois ces quintes s'accompagnent de vomissements.

Tout d'abord le malade expectore peu, puis, au bout de quatre à cinq jours, le malaise diminue et les crachats deviennent plus abondants.

La durée de la maladie ne dépasse pas en général dix à quinze jours.

TRAITEMENT : On administrera un vomitif au malade. Trois paquets d'ipéca de 50 centigrammes, pris à dix minutes d'intervalle, dans un peu d'eau tiède, rempliront ce but.

On appliquera un badigeonnage de teinture d'iode sur le devant de la poitrine et dans toute l'étendue du dos.

Si la bronchite paraît forte, un vésicatoire de douze centimètres carrés, appliqué entre les deux épaules, sera d'un excellent effet.

Donner aussi de temps en temps une tasse de tisane ou de vin chaud.

Le malade gardera le repos et restera à la chaleur.

S'il est privé de sommeil, on peut lui donner, le soir, vingt gouttes de laudanum dans un peu d'eau sucrée.

2° Fluxion de poitrine. — La fluxion de poitrine est une maladie le plus souvent occasionnée par un refroidissement.

Elle a un début en général très brusque. Le plus souvent, le malade éprouve une sensation de malaise général, de courbature intense, qui l'accablent et rendent tout travail impossible. Puis quelques heures plus tard, survient un *violent frisson*, le malade claque des dents.

Après ce frisson, il est pris de fièvre ; la température monte à 39° et plus ; cette fièvre s'accompagne de perte de l'appétit, soif vive et maux de tête. Il survient presque aussitôt un *point de côté* avec *gêne très grande de la respiration*, et de la *toux*.

Après deux ou trois jours, cette toux s'accompagne de *crachats rouillés*, teintés de sang, couleur de sucre d'orge.

L'intensité de la fièvre amène parfois du délire.

Traitement : Dès que le malade accuse un point de côté, on applique sur ce côté un large vésicatoire. On lui donnera fréquemment des boissons chaudes, tisanes, vin chaud, grogs chauds.

Le malade gardera le repos absolu au lit.

La fièvre cesse ordinairement vers le septième ou le neuvième jour et tombe brusquement à 37 degrés.

Dès lors, une amélioration notable se produit, et le malade entre en convalescence.

3° Maux de gorge ; Angines. — Signes : Sous l'action du froid, encore, le malade est pris d'un violent mal de gorge, avec difficulté à avaler, fièvre, courbature et mal de tête.

Il indiquera en général lui-même le siège de sa douleur, et si, à l'aide du manche d'une cuiller, on examine sa gorge, on y constate la présence de quelques points blancs. Il faut retenir ici qu'en règle générale plus la fièvre est vive moins l'angine est grave. Ceci dit à cause de la diphtérie, dont nous parlerons plus loin à propos des maladies contagieuses, et qui évolue avec une température peu élevée.

Traitement : On fera vomir le malade en lui faisant prendre trois paquets d'ipéca, chacun à dix minutes d'intervalle, dans un peu d'eau tiède. Appliquer un badigeonnage de teinture d'iode sur le devant de la gorge, et particulièrement de chaque côté, au niveau des amygdales. Le médicament de choix sera le chlorate de potasse. On fait fondre chaque paquet de trois grammes dans un grand verre d'eau tiède, et le malade en prendra une gorgée toutes les dix ou quinze minutes, qu'il crachera après s'être gargarisé. Toutefois, s'il avale un peu de cette solution, il n'y a aucun accident à redouter.

4° Indigestion. — L'indigestion survient en général après un repas trop abondant, ou pris trop rapidement, ou après des excès de boisson.

Signes : Il existe une pesanteur au creux de l'estomac, des douleurs dans le ventre, un sentiment de malaise général, de la pâleur au visage, et enfin des envies de vomir.

Traitement : Dès que la cause de tous ces malaises aura disparu, c'est-à-dire dès que l'estomac aura été vidé, une amélioration très notable se produira aussitôt. On facilitera cette évacuation en administrant un vomitif au malade (trois paquets d'ipéca).

Pendant un ou deux jours, il s'abstiendra de manger et prendra quelques légers grogs et du thé. Si les douleurs persistent dans l'estomac et dans le ventre, elles seront calmées par vingt gouttes de laudanum et vingt gouttes d'éther prises dans un peu d'eau sucrée.

5° Empoisonnements.—On donne le nom d'*empoisonnements* aux désordres causés par l'introduction dans les voies digestives de toutes les substances qu'on désigne sous le nom de *poisons*.

Signes auxquels on peut reconnaître un empoisonnement (M. Ferrand) : Quand une personne bien portante est prise tout-à-coup, après avoir absorbé des aliments ou des boissons, d'un certain nombre des symptômes que nous allons énumérer, graves, effrayants, qui deviennent à chaque minute plus intenses, et semblent menacer la vie dans un court délai, il y a tout lieu de croire qu'elle est victime d'un empoisonnement.

La *physionomie* est profondément altérée ; elle peint l'angoisse ; le front se couvre d'une sueur froide. La vue et l'ouïe s'obscurcissent ; les yeux sont rouges et saillants. Le malade se plaint d'une *saveur âcre* dans la bouche, de constriction brûlante de la gorge ; ses lèvres sont parfois écumeuses. Il ressent une *vive douleur dans la gorge et l'estomac*, des *coliques* dans le ventre. L'haleine est fétide, il vomit et va fréquemment à la selle.

Il respire difficilement et tousse fréquemment. Des *frissons* se montrent de temps en temps, et les membres inférieurs sont comme glacés.

A tous ces symptômes se joint une *soif ardente*.

Premiers secours contre un poison inconnu : Si les quelques renseignements qu'on a pu recueillir font supposer qu'il s'agit d'un empoisonnement, il faudra en toute hâte :

1° *Faire évacuer le poison aussi promptement que possible ;*

2° *Administrer ensuite des boissons capables d'en neutraliser les effets.*

Pour faire évacuer le poison, on aura recours au *vomitif* d'abord, au *purgatif* ensuite.

Chaque vomissement sera suivi d'une abondante administration d'eau tiède.

Dès que l'estomac est débarrassé, il faut administrer le purgatif. En même temps que le purgatif on donnera un lavement purgatif. Ce lavement sera préparé ainsi :

> Eau chaude.......... 300 gr.
> Sulfate de soude.... 1 paquet

Pendant qu'on s'occupe de débarrasser l'estomac et l'intestin, il faut aussi songer à réchauffer le malade avec des bouteilles d'eau chaude, des briques chauffées, etc. On le frictionne aussi avec de l'alcool camphré et l'on applique des sinapismes sur les jambes.

Il faut ensuite administrer au malade des boissons capables de neutraliser les effets du poison. En l'absence toujours de tout renseignement on pourra donner du lait, du blanc d'œuf (quatre blancs pour un litre d'eau).

Premiers secours contre un poison connu : Si le poison est connu, on pourra alors aller plus facilement droit au but. Nous allons passer en revue quelques-uns des poisons les plus répandus.

Acide sulfurique. — *L'acide sulfurique* est appelé vulgairement *vitriol.*

Le plus souvent il est avalé par erreur ou dans un but de suicide. Une douleur vive, atroce, se fait sentir immédiatement après l'ingestion, depuis la gorge jusqu'à l'estomac; le patient pousse des cris, il est pris d'une angoisse, d'une anxiété inexprimables. Les vomissements arrivent rapidement.

Premiers secours : On fera boire rapidement de l'eau de savon, de la craie délayée dans l'eau, une solution de bicarbonate de soude, du lait, de l'eau albumineuse (quatre blancs d'œuf dans un litre d'eau).

Acide azotique ou nitrique. — Les premiers secours seront les mêmes que pour l'acide sulfurique.

Acide chlorhydrique ou esprit de sel. — Les premiers secours seront encore les mêmes que pour l'acide sulfurique.

Acide phénique. — *Premiers secours :* Comme toujours, provoquer les vomissements et administrer en même temps une grande quantité d'eau albumineuse (quatre blancs d'œuf pour un litre d'eau).

Ensuite faire prendre au malade de l'huile

d'olive, 50 à 100 grammes, mélangée de 20 grammes d'huile de ricin.

Teinture d'iode. — *Premiers secours :* Eau albumineuse (quatre blancs d'œuf pour un litre d'eau) tiède ou additionnée de lait.

Faire vomir ensuite.

Puis donner le mélange suivant :

> Amidon ou fécule,..... 15 gr.
> Eau,................ 1 litre.

Laudanum et opium. — *Premiers secours :* 1° Faire vomir le malade ; 2° quand l'estomac est vidé, donner du café en abondance ; 3° Pratiquer des frictions sèches sur tout le corps ; 4° appliquer des sinapismes aux jambes ; 5° empêcher le malade de dormir.

6° Embarras gastrique. — L'embarras gastrique s'observe principalement au printemps. Il est en général produit par des excès de nourriture et de boisson ou par des fatigues immodérées.

Les malades perdent l'appétit, la bouche est mauvaise, amère, les aliments n'ont plus de saveur et ils provoquent facilement des nausées et des vomissements. La langue est sale et le plus souvent le malade est constipé. Il éprouve une sensation de brûlure au creux de l'estomac. Il y a des frissons et de la fièvre, puis surviennent des maux de tête, de la courbature et des douleurs dans les jambes.

L'embarras gastrique dure trois ou quatre jours, rarement davantage.

TRAITEMENT : On administrera au malade un vomitif et le lendemain matin une purgation.

On le gardera couché tant qu'il aura de la fièvre. Il arrive souvent, en effet, que d'autres maladies graves, — la fièvre typhoïde, par exemple, — débutent par une indisposition de ce genre.

Si la maladie survient chez des hommes ayant habité les colonies et y ayant eu des accès de fièvre paludéenne, il faut leur donner tous les jours deux paquets de sulfate de quinine.

7° Coliques ; diarrhée ; dysenterie. —
Coliques : On donne le nom de coliques à une douleur particulière siégeant dans le ventre,

violente, déchirante et s'accompagnant toujours d'une sensation pressante d'expulsion.

Le début de la colique est généralement brusque. La douleur est parfois si vive que le malade s'agite dans son lit, ne sachant quelle position garder pour soulager un peu ses souffrances.

Traitement : Appliquer sur le ventre des cataplasmes de farine de lin avec vingt à trente gouttes de laudanum. Donner également un verre d'eau sucrée avec vingt gouttes de laudanum et vingt gouttes d'éther.

Si le malade est constipé, on lui fera prendre un purgatif (huile de ricin ou sulfate de soude).

Diarrhée ; dysenterie. — *La diarrhée* simple se manifeste par des coliques, et par un assez grand nombre de selles liquides : 4, 5, 10, 20 par jour. La langue est sale, l'appétit a disparu.

Quand il y a *dysenterie*, les accidents sont plus prononcés. Les selles sont sanguinolentes, graisseuses et se produisent en déterminant une douleur cuisante à l'anus.

Le besoin d'évacuation se fait sentir à tout instant.

Traitement : Le premier jour on mettra le malade au repos et à la diète, et on lui fera prendre un purgatif salin : du sulfate de soude.

Le lendemain et les jours suivants, on lui donnera un paquet de bismuth et vingt gouttes de laudanum dans un verre d'eau sucrée, qu'il prendra dans les 24 heures. On lui administrera également un lavement avec douze gouttes de laudanum.

Rhumatisme articulaire aigu et douleurs rhumatismales. — *Rhumatisme articulaire aigu :* Le rhumatisme articulaire aigu est une maladie caractérisée par des douleurs vives se produisant dans une ou plusieurs articulations.

Le malade est pris d'une fièvre vive, la température peut atteindre 39 ou 40 degrés.

Les douleurs articulaires apparaissent en même temps que la fièvre. Elles se montrent d'abord dans les grandes articulations des membres inférieurs, dans les cous de pied et les genoux, puis elles envahissent les épaules,

les coudes et les poignets. Dans les attaques légères, les grandes articulations sont seules atteintes ; dans les attaques très aiguës les petites articulations des pieds et des mains se prennent également.

Les douleurs sont plus violentes pendant la nuit que pendant le jour. Le plus souvent, les jointures se gonflent.

La durée des attaques de rhumatisme aigu est assez variable ; dans les cas légers, elle est de deux à sept semaines ; dans les cas graves, elle peut se prolonger pendant des mois.

TRAITEMENT : On fera un badigeonnage de teinture d'iode sur toutes les jointures malades et on les recouvrira ensuite d'une couche d'ouate ou de coton.

Chaque jour, tant que dure la fièvre, on donnera matin et soir un paquet de salicylate de soude dans un verre d'eau sucrée.

Pour empêcher un retour de la maladie, il sera bon, même quand la fièvre aura cessé, de continuer pendant quelques jours l'emploi du salicylate de soude à la dose d'un demi paquet, matin et soir.

Douleurs rhumatismales : Les douleurs rhumatismales, qui sont très fréquentes chez les pêcheurs constamment exposés au froid et à l'humidité, ne sont pas justiciables du même traitement. Le salicylate de soude, très efficace dans le rhumatisme aigu, restera ici le plus souvent sans effet.

Traitement : On fera avantageusement, chaque jour, sur tous les endroits douloureux, soit un badigeonnage de teinture d'iode, soit une friction avec de l'alcool camphré.

Scorbut. — Le scorbut est une maladie déterminée par la privation de végétaux frais. Le froid humide paraîtrait favoriser le développement du mal.

Signes : On peut diviser l'évolution du scorbut en trois périodes distinctes.

La première période est caractérisée surtout par de l'abattement, de la mélancolie et par des douleurs qui augmentent pendant les mouvements. Le visage pâlit, la peau prend une teinte terreuse, elle se dessèche et se couvre, particulièrement aux membres inférieurs, de petites élevures facilement appréciables au toucher, qui ont fait comparer la peau des scorbutiques à celle des individus saisis par le froid et ayant la *chair de poule*.

Les douleurs siègent soit dans les membres, surtout au niveau des articulations, soit aux reins et à la base de la poitrine.

L'esprit est abattu, peu sensible aux impressions du dehors, et le malade a un besoin invincible de repos. La respiration est difficile, les urines peu abondantes, la constipation est la règle.

Il n'y a pas de fièvre.

La période d'état est caractérisée par l'aggravation des symptômes précédents ; il existe des *hémorrhagies* qui se produisent particulièrement à la surface des gencives, mais qui peuvent aussi se constater sur les membres inférieurs. La moindre contusion les détermine.

On constate, en outre, que les jambes sont enflées, et cet œdème est dur et se laisse à peine déprimer par le doigt.

A la troisième période tous les symptômes précédents s'aggravent ; les taches de sang se multiplient et peuvent s'étendre à tout un membre ; la tuméfaction des gencives est portée à son plus haut degré, les dents deviennent branlantes et leur chute s'accompagne d'hémorrhagies difficiles à arrêter.

Traitement : L'emploi de tous les fruits, de tous les végétaux frais constitue un excellent moyen pour prévenir le scorbut. Il suffit d'un repas de viande et de légumes frais par semaine pour écarter la maladie. Les légumes secs, ou conservés *après ébullition*, n'ont plus de propriétés anti-scorbutiques.

Dans la marine anglaise, on a adopté depuis longtemps, pour prévenir le scorbut, un mélange de jus de citron et d'alcool, que les règlements prescrivent de distribuer à tous les équipages des navires qui sont en mer depuis quatorze jours. Cette pratique a eu d'excellents résultats : le scorbut, autrefois si commun dans la marine anglaise, y est devenu très rare.

L'usage de la viande fraîche ne peut pas remplacer celui des végétaux et des fruits frais.

Lorsque le scorbut est déclaré, on donnera

au malade, pour se laver la bouche de temps en temps, un verre d'eau avec une cuiller à café d'alcoolé de cochléaria et un paquet de chlorate de potasse.

Les oranges et les citrons constituent un excellent médicament.

On pourra aussi donner avec avantage du vin bouilli.

On remontera le malade avec du vin, et du quinquina (quarante gouttes d'alcoolé de quinquina dans un verre de vin).

10° Urticaire. — Nous ajouterons à cette liste une petite affection, sans gravité, qui se manifeste par du malaise, de la fièvre, et surtout par l'apparition sur le corps d'une éruption plus ou moins abondante qui s'accompagne de vives démangeaisons. Cette maladie est l'*urticaire* ; elle est fréquente chez tous ceux qui font un grand usage de poisson.

L'éruption ne consiste parfois qu'en de simples boutons dont le milieu est blanc et le pourtour d'un rouge vif. Quelquefois, au lieu de se produire sous forme de boutons, cette éruption se fait par larges plaques, ayant toujours le centre blanc et le contour de teinte foncée ou rouge. Ces boutons et ces plaques font saillie sur la peau, et la main qui les touche le constate facilement. Cette maladie, nous le répétons, est bénigne, et son traitement, presque toujours efficace, consiste simplement en une diète de quelques jours et surtout en un bon purgatif.

2º Maladies contagieuses

Les maladies contagieuses peuvent se rencontrer à bord des navires comme partout ailleurs. Il est facile de concevoir quelles conséquences désastreuses elles sont susceptibles d'engendrer lorsqu'elles se développent dans un espace aussi exigu, laissant souvent à désirer au point de vue hygiénique, et ne pouvant être combattues que par des hommes peu éclairés. Il est donc de toute nécessité que les capitaines se pénètrent bien de l'importance de cette question, pour être à même, le cas échéant, de pouvoir lutter avec avantage contre l'une quelconque de ces maladies contagieuses, que nous allons passer en revue.

Les maladies contagieuses qu'un capitaine peut avoir à combattre sont les suivantes :

1° Variole.
2° Varicelle.
3° Rougeole.
4° Scarlatine.
5° Oreillons.
6° Erysypèle.
7° Tuberculose.
8° Syphilis.
9° Diphtérie.
10° Fièvre typhoïde.

1° Variole. — La *variole* ou *petite vérole* est une maladie contagieuse caractérisée par une éruption pustuleuse généralisée. Elle se propage uniquement par contagion. La période d'incubation de la maladie est de douze jours, c'est-à-dire qu'il se passe douze jours depuis le moment où le malade a contracté la variole jusqu'au jour où apparaissent les premiers boutons.

SIGNES : On distingue dans l'évolution de la maladie quatre périodes : 1° Fièvre initiale ; 2° Période d'éruption ; 3° Période de suppuration et 4° période de dessication.

1° *Fièvre initiale* : La fièvre apparaît brusquement ; le premier jour, le thermomètre marque 40, 41 et même 42 degrés. Le malade éprouve un *frisson violent* avec mal de tête et surtout *des douleurs dans les reins*. Assez fréquemment il *vomit*.

2° *Eruption* : Trois jours plus tard environ, apparaît l'*éruption*, et dès ce moment la fièvre tombe.

L'éruption se montre d'abord à la face, sur le front, puis au cou, sur le tronc et les membres.

Les boutons varioleux sont ombiliqués, c'est-à-dire qu'ils présentent une petite dépression à leur centre.

3° *Suppuration :* Le contenu des boutons varioleux se transforme en pus, puis, quand les pustules s'ouvrent, le pus mélangé à l'épiderme forme des croûtes brunâtres qui dégagent une odeur infecte.

4° *Dessication :* Peu à peu les pustules se dessèchent, et il se forme à la surface du corps des croûtes plus ou moins épaisses dont l'élimination est très lente.

Traitement : Les varioleux doivent être isolés ; les malades ne sortiront pas avant la chute complète des croûtes. Il sera bon, au moment de cette chute des croûtes, de faire prendre une grand bain au malade.

Le linge et les objets de literie seront mis à part et soumis à une ébullition prolongée dans l'eau bouillante.

Le malade sera maintenu à la chambre ou au lit et on lui donnera des boissons fraîches et un léger purgatif. Si la fièvre est vive, on donnera, matin et soir, un paquet de quinine. Pendant la convalescence on lui donnera des boissons toniques, grogs, vin de quinquina (quarante gouttes d'alcoolé de quinquina dans un verre de vin).

2° Varicelle. — La varicelle est une maladie contagieuse ; son incubation est de 15 à 17 jours.

Elle se manifeste par une fièvre légère, puis apparaissent de petites taches rouges, arrondies, qui se transforment rapidement en vésicules, c'est-à-dire en petites cloches pleines d'eau.

Le nombre des boutons n'est jamais considérable.

Traitement : Le malade sera isolé et on lui prescrira la diète et un léger purgatif.

Cette affection est bénigne.

3° **Rougeole.** — La rougeole est une maladie contagieuse caractérisée par une éruption composée de petites taches roses disséminées sur toute la surface du corps.

L'incubation est de 10 à 12 jours.

Elle débute brusquement comme la variole, et la température monte à 39 degrés ou 39 degrés 5. Cette fièvre s'accompagne de malaise, maux de tête, perte d'appétit et soif vive.

Dès le début, les malades sont pris de larmoiement, de coryza ou rhume de cerveau, de toux et d'éternuements. Les yeux sont rouges et supportent difficilement la lumière ; toute la face est boursouflée.

L'éruption apparaît du 4° au 5° jour. *Elle commence par la face*, puis elle gagne le cou, le tronc et les membres. Elle est constituée par de petites taches roses, légèrement saillantes ; assez semblables à des piqûres de puce.

Cette éruption commence à pâlir vers le septième ou huitième jour.

TRAITEMENT : Les malades atteints de rougeole doivent être isolés avec soin.

On prescrira des boissons tièdes, des potions calmantes contre la toux ; s'il existe de la diarrhée, on donnera, matin et soir, un demi paquet de sous-nitrate de bismuth.

Il ne faut pas laisser sortir trop tôt le malade, à cause des complications qui peuvent survenir du côté de la poitrine.

4° Scarlatine. — La scarlatine est une maladie contagieuse caractérisée par une éruption d'un rouge écarlate, généralisée, et suivie d'une desquamation par larges plaques.

L'incubation est très courte et peut n'être parfois que de vingt-quatre heures.

La maladie apparaît brusquement par un frisson violent et de la fièvre qui peut atteindre 40 et 41 degrés. Presque en même temps se manifeste l'angine.

Deux jours plus tard apparaît l'éruption qui envahit rapidement tout le corps. Toute la peau présente une teinte rouge uniforme ;

on dirait qu'on a barbouillé les malades avec du jus de betteraves.

Au bout d'un ou deux jours, l'éruption disparaît. Vers le neuvième jour de la maladie, la peau commence à peler.

TRAITEMENT : La scarlatine étant contagieuse, il faut isoler les malades, surtout ceux qui n'ont pas encore eu la maladie.

Les douleurs de l'angine seront calmées par un gargarisme au chlorate de potasse (un paquet de chlorate de potasse dans un grand verre d'eau tiède pour se gargariser de temps en temps).

On donnera des boissons chaudes et du lait. Le malade *ne commencera à sortir qu'après trente ou quarante jours.*

5° Oreillons. — Les oreillons sont une maladie contagieuse, caractérisée spécialement par le gonflement de deux glandes qui sont placées derrière les oreilles.

La durée de l'incubation est de huit à dix jours en moyenne. A la suite de malaise, courbature, frissons, fièvre, survient une douleur derrière les oreilles ; puis apparaît, au même endroit, une grosseur qui se produit le plus souvent des deux côtés. Vers le quatrième jour, la maladie commence à décroître et chez les enfants tout s'arrête là.

Il n'en est parfois pas de même chez les adultes, où la fièvre peut être vive, et chez qui surtout la maladie peut atteindre les testicules et produire une orchite. Les testicules se gonflent et sont douloureux. Cette complication est grave en ce sens qu'elle peut s'accompagner d'une atrophie de ces organes qui rend le malade impuissant.

TRAITEMENT : Il faut isoler les malades atteints d'oreillons. On prescrira le repos au lit et la diète, et on empêchera les hommes de s'exposer au froid. On leur fera porter un suspensoir garni d'ouate.

6° **Erysypèle.** — SIGNES : L'érysypèle est une maladie caractérisée par une inflammation de la peau. Il siège ordinairement à la face.

L'érysypèle débute brusquement ; en quelques heures, la température s'élève à 40 degrés. En même temps, on observe un frisson, un mal de tête, du malaise, des nausées et quelquefois des vomissements.

La rougeur et le gonflement de la peau se montrent bientôt, d'abord autour du nez, puis aux deux côtés de la face.

L'érysipèle peut envahir tout le cuir chevelu.

Traitement : Si la langue est sale, s'il y a des vomissements, de la constipation, on administrera un vomitif ou un purgatif.

On donnera du bouillon, du vin de quinquina.

Il faut éloigner des malades atteints d'érysipèle tous les individus qui ont des plaies, si petites qu'elles soient.

7° **Diphtérie ; Croup.** — Signes : La diphtérie est une maladie infectieuse et contagieuse qui frappe surtout les enfants, mais qui peut aussi se rencontrer chez les adultes.

Elle se manifeste par une *angine* se développant presque sans douleur, et avec une fièvre très légère, qui, de ce fait, peut passer inaperçue.

Si l'on examine le fond de la gorge, on

aperçoit de petites plaques, assez épaisses, d'un blanc grisâtre. Ces plaques ou fausses membranes peuvent envahir toute la gorge et même s'étendre au nez.

Tant que la maladie reste cantonnée dans le fond de la bouche, on lui donne le nom d'angine diphtéritique, ou encore d'angine couenneuse.

Mais il arrive que le mal s'étend peu à peu, et que des fausses membranes se développent dans le larynx, c'est-à-dire dans la partie des voies respiratoires beaucoup plus profondément placées, et correspondant au devant de la gorge. On donne alors à la maladie le nom de *croup*.

Dans ce cas, le malade est pris fréquemment d'une toux rauque, pénible ; on dirait d'un chien qui aboie.

Traitement : Si l'examen de la gorge et l'aspect des plaques qui s'y trouvent, permet de soupçonner la diphtérie, *il faut, après avoir soigneusement isolé le malade, toucher, matin et soir, tous les points blancs avec un pinceau ou un petit tampon de coton ou d'ouate roulé à l'extrémité d'un petit morceau de bois et trempé dans de la teinture d'iode.*

On fera en outre gargariser fréquemment le malade avec de l'eau tiède, à laquelle on ajoutera un peu d'eau phéniquée. Le mélange pourra être fait dans les proportions suivantes : *deux cuillerées à café de la solution phéniquée dans un grand verre d'eau.*

Rejeter l'eau après s'être gargarisé.

Si un individu porteur d'une angine, et chez lequel on soupçonne la diphtérie, est pris subitement d'enrouement, de toux rauque, cassée, pénible à entendre, il faut en toute hâte se mettre à la recherche d'un médecin, car lui seul peut établir un traitement efficace, et empêcher le malade de mourir.

8° **Tuberculose.** — Signes : La tuberculose est une maladie contagieuse caractérisée par un affaiblissement général, et par de la toux, sèche au début, et se faisant avec expectoration de gros crachats, épais, verdâtres à une période plus avancée.

Nous ne voulons pas faire ici une description complète de cette affection, mais seulement indiquer quelques signes qui permettront de la soupçonner, et justifieront ainsi les mesures que le capitaine devra prendre pour en empêcher l'extension aux autres hommes de son équipage.

Il faudra craindre l'évolution de la tuberculose chez les hommes qui, depuis longtemps déjà, sont pris à leur réveil de petites quintes de toux, sèche, fatigante, avec ou sans expectoration. Cette crainte sera souvent justifiée si le malade déclare qu'il a d'abondantes transpirations la nuit, que son appétit diminue et qu'il maigrit.

Le doute fera place à la certitude si la toux est presque continue, si elle est précédée ou suivie d'essoufflement, et surtout si elle s'accompagne de gros crachats, épais, jaunâtres, mélangés parfois de quelques filets de sang.

Traitement : Dès que le capitaine soupçonnera que l'un de ses hommes est atteint de tuberculose, il devra, alors même qu'il n'est pas incapable de travailler, l'isoler de ses camarades, au moins pendant la nuit.

Il existe, en effet, un danger constant et

une menace perpétuelle de contagion, lorsque les tuberculeux séjournent avec tout un équipage dans les limites exiguës du poste d'un navire. L'air, déjà confiné par lui-même, ne tarde pas à être chargé des germes dangereux de la maladie. Ceux-ci pulluleront bientôt si le malade crache sur le plancher. Ces crachats se dessécheront, et à chaque balayage, même très discret, se répandront dans l'air environnant, et seront ainsi avalés par ceux qui respireront cet air. L'isolement pendant la nuit sera donc ici une mesure capitale. Le danger de contagion sera beaucoup moins grand le jour, à cause de l'humidité qui règne partout ; l'eau, en effet, lave à chaque instant le pont du navire. Quant au traitement proprement dit, il consistera à soutenir les forces du malade par du vin de quinquina et une bonne nourriture. Le malade évitera, autant que possible, le froid et l'humidité. Il ne gardera jamais de vêtements mouillés.

Contre la toux, on pourra administrer, avec avantage, quelques gouttes de laudanum (dix gouttes dans un peu d'eau sucrée). On calmera les douleurs de la poitrine par des *sinapismes* et de la *teinture d'iode*.

9° Syphilis. — La syphilis est une maladie vénérienne, contagieuse, qui produit un empoisonnement du sang et dont le porteur n'est *jamais* totalement débarrassé.

Elle nécessite des soins éclairés dès son apparition, et une surveillance continuelle par la suite.

La syphilis débute par un chancre, qui apparaît au point d'inoculation vingt-cinq jours environ après le contact avec la personne malade.

Il faut bien savoir que la maladie n'est pas seulement acquise par le coït avec une femme qui en est atteinte. Bien d'autres moyens peuvent la communiquer, comme par exemple, le fait de boire dans le verre d'un individu qui a des plaques muqueuses sur les lèvres ou la langue, ou de fumer la même pipe que lui. Dans ce dernier cas, le chancre, c'est-à-dire l'accident initial, apparaîtra, non plus à la verge, mais sur l'une des lèvres.

Pour la commodité de la description, nous diviserons l'évolution de la syphilis en *trois périodes*.

Première période : La première période est celle du chancre qui apparaît, nous l'avons dit, vingt-cinq jours après le contact.

Ce chancre est constitué par une petite ulcération, légèrement suintante, non douloureuse, à fond rouge, et à bords taillés à l'évidoir. Lorsqu'on saisit, entre les doigts, la peau qui porte le chancre, on a la sensation d'un corps dur; c'est ce qui a fait donner à ce chancre le nom de *chancre induré*.

Lorsqu'il apparaît après un coït, il siège d'ordinaire sur le gland, sur le prépuce, ou sur le fourreau de la verge.

Le chancre induré est ordinairement unique, contrairement à ce qui arrive pour le chancre mou.

Peu après l'apparition du chancre, on constate des grosseurs dans l'une, ou même dans les deux aines. Ce sont les glandes de cette région qui ont augmenté de volume.

Le chancre mou produit aussi des grosseurs dans les aines; mais tandis qu'à la suite du chancre mou ces grosseurs se ramollissent et suppurent, celles qui sont la conséquence d'un chancre induré restent dures et ne suppurent presque jamais.

Le chancre induré dure en général de trois à six semaines.

Deuxième période : La deuxième période est caractérisée par l'apparition sur le corps, rarement à la face, de tâches rouges, d'où le nom de *roséole,* qui a été donné à cette éruption.

Ces taches se montrent, en général, quarante-cinq jours après l'apparition du chancre.

En même temps que la roséole, apparaissent dans la gorge, sur les lèvres, ou encore autour de l'anus et aux organes génitaux, de petites plaques blanchâtres, auxquelles on a donné le nom de *plaques muqueuses.*

Troisième période, ou *période des accidents tertiaires :* Dans cette période, qui ne se termine qu'à la mort de l'individu, on peut rencontrer les accidents les plus variés, sur toutes les parties du corps, et dans tous les organes de l'économie, mais nous n'avons pas à les étudier dans le cadre restreint de ce petit guide.

Traitement : On soignera le chancre par l'application, matin et soir, d'un peu d'onguent mercuriel mélangé à de la vaseline. La verge sera recouverte d'un linge.

On pourra également faire chaque jour, un application d'onguent mercuriel sur les grosseurs de l'aine.

Chaque jour encore, on fera un lavage soigné de toute la région malade.

Le capitaine n'ayant pas à bord de son navire les moyens de cautériser les plaques muqueuses, il se contentera de prescrire des lavages de la bouche, avec de l'eau boriquée.

Il n'omettra pas, dès qu'il en aura l'occasion, de montrer son malade à un médecin, qui, seul, peut continuer des soins efficaces.

Il recommandera et veillera avec la plus grande attention, à ce que tous les objets dont se sert le syphilitique (sa cuiller, sa fourchette, son verre), ne soient jamais utilisés par un autre homme de l'équipage.

10° Fièvre typhoïde. — Nous avons

réservé pour la dernière des maladies contagieuses, la fièvre typhoïde, que l'on constate
assez fréquemment à bord des navires. En
raison de son importance et des désordres
considérables qu'elle entraîne par une facile
contagion, lorsqu'elle existe parmi un
équipage, nous croyons utile d'entrer dans
plus de développements à son sujet.

La fièvre typhoïde est une maladie
contagieuse. La contagion peut se produire
de deux manières : Un malade qui en est
atteint, peut transmettre directement la
maladie à ceux qui l'entourent, ou bien les
excréments qu'il rejette peuvent souiller l'eau
des caisses, des récipients, des seilles, et
répandre ainsi la maladie, par contagion
indirecte. L'encombrement, c'est-à-dire la
réunion d'un grand nombre de personnes
dans un local insuffisant, favorise singuliè-
rement l'éclosion de la fièvre typhoïde.

Les jeunes gens sont particulièrement
éprouvés par la maladie, qui présente son
maximum de fréquence, de quinze à vingt-
cinq ans ; la fièvre typhoïde est rare dans la
première enfance et dans la vieillesse. On

peut dire d'une manière générale qu'une première atteinte donne l'immumité, c'est-à-dire qu'en général on n'a la maladie qu'une seule fois. Cependant, cette règle comporte de nombreuses exceptions, et les cas ne sont pas rares où des individus ont eu deux fois la fièvre typhoïde.

DESCRIPTION : La période *d'incubation* de la fièvre typhoïde, c'est-à-dire la période qui s'écoule depuis l'introduction du microbe dans l'économie jusqu'à l'apparition des premiers signes, n'est pas exactement connue. On peut l'évaluer à une quinzaine de jours.

Pendant ce temps, il se produit un malaise général, de l'abattement, le malade perd l'appétit et quelquefois il a de la diarrhée.

La durée moyenne de la maladie est d'environ trois semaines ; mais cette règle n'est pas fixe, elle peut parfois durer beaucoup plus longtemps.

On divise la fièvre typhoïde en trois périodes : *Période d'ascension, période d'état* et *période de déclin.*

1° *Période d'ascension :* Les malades éprouvent tout d'abord une grande fatigue, accompagnée de mal de tête, de vertiges, de bourdonnements d'oreilles et d'insomnie. Il passe des nuits entières sans dormir.

La température monte progressivement, et le soir du quatrième ou du cinquième jour, elle atteint 40 degrés.

Assez souvent, on observe des saignements de nez ; enfin, il survient de la diarrhée et de la bronchite.

2° *Période d'état* : La fièvre est continue, mais la température du matin est, en général, inférieure de un degré à celle du soir ; ainsi, si la température du matin est de 39 degrés, celle du soir s'élève à 40 degrés.

Vers la fin du huitième jour, on voit apparaître sur le ventre quelques petites *taches rosées*.

Pendant cette période, le mal de tête, l'abattement, l'insomnie s'accentuent ; les malades sont pris de vertiges dès qu'ils essayent de se lever ou même de s'asseoir sur leur lit. Ils se plaignent de bourdonnements d'oreilles, et surtout d'une absence de sommeil extrêmement fatigante, et très caractéristique, car elle ne se retrouve au même degré dans aucune autre maladie.

Les malades sont couchés sur le dos, les traits de la face immobiles, sans expression, le regard se perd dans l'espace. Les ailes du nez, animées de mouvements rapides, attestent la gêne de la respiration. La bouche reste entr'ouverte, les dents sont couvertes d'un enduit noirâtre, filant. La langue est rouge, desséchée, rôtie. Un tremblement très marqué de la langue et des lèvres contribue avec la sécheresse de la bouche à rendre la parole difficile.

Il existe souvent de la surdité.

Pendant la nuit, les malades délirent, prononcent des paroles sans suite ; ils se lèvent sans savoir ce qu'ils font et cherchent à s'échapper de la salle où ils se trouvent. Le plus souvent, ils ne perdent pas entièrement connaissance ; en les interpellant à haute voix, on peut les tirer de leur état de somnolence et obtenir d'eux quelques brèves réponses.

La soif est vive au début de la maladie ;

mais à une période plus avancée, ils ne songent plus à boire.

La diarrhée est quelquefois peu abondante ; mais en général les malades ont cinq ou six selles par jour et quelquefois davantage.

Il existe aussi une bronchite plus ou moins intense.

3° *Période de déclin :* Du quinzième au vingtième jour, l'amélioration commence à se produire, les températures du soir et du matin diminuent progressivement. Quand le thermomètre ne marque plus que 37° le matin et le soir, le malade entre en convalescence.

Accidents et complications : Les deux complications les plus graves qui peuvent se produire au cours de la fièvre typhoïde, sont les *hémorrhagies intestinales* et la *péritonite*, celle-ci étant la conséquence d'une perforation de l'intestin.

Quand des hémorrhagies intestinales se produisent, les selles prennent une teinte noire, elles renferment de petits grumeaux et ressemblent à du marc de café.

Il se produit en même temps, un abaissement de température, la face est pâle et le pouls très faible.

La péritonite se manifeste par une douleur très vive dans le ventre et par du ballonnement.

Il n'est pas rare non plus d'observer des *eschares*, qui se rencontrent particulièrement au siège.

TRAITEMENT : Dès qu'on soupçonne un malade atteint de fièvre typhoïde, il faut, après l'avoir soigneusement isolé, lui administrer tous les deux ou trois jours un purgatif léger (un demi-paquet de sulfate de soude dans un verre d'eau).

Il faut ne lui présenter aucune alimentation solide, mais par contre lui faire boire en grande quantité des boissons liquides (trois à quatre litres par jour). Ces boissons se composeront de lait, de bouillon, de tisane, d'eau rougie, de vin de quinquina. J'insiste sur ce point, qu'il faut faire boire beaucoup le malade.

On lui donnera chaque soir un paquet de sulfate de quinine.

Si la fièvre semble être assez violente, et que le thermomètre monte à 39 ou 40 degrés, il ne faudra pas craindre de lui faire toutes les deux ou trois heures une lotion froide. Ces lotions se feront de la façon suivante : Le malade sera complètement déshabillé, et l'on passera à plusieurs reprises sur toutes les parties du corps, des pieds à la tête, en avant et en arrière, une éponge ou un linge trempé dans de l'eau froide. Il ne faut pas oublier que cette médication énergique est très efficace et ne présente aucun danger. Elle devra être appliquée sans crainte, même si le malade tousse ; ce mode de traitement sera même très utile pour combattre la toux dont sont atteints presque tous les typhiques.

Une autre recommandation très importante est de ne pas donner trop tôt à manger aux convalescents. Une faim dévorante se fait sentir dès que la fièvre disparaît, il faut résister et ne jamais céder aux supplications du malade. La moindre faiblesse avant un temps donné, amènerait fatalement une rechute de la maladie, rechute souvent plus grave que la maladie elle-même. Une alimentation demi-solide ne sera commencée que quand le thermomètre sera resté, *pendant dix jours* au moins, matin et soir, à la température de 37 degrés. Il faudra commencer cette alimentation avec la plus grande prudence, et la cesser aussitôt si une hausse de température se produisait. Cette alimentation se composera au début d'un œuf à la coque, ou d'une pomme de terre en purée, ou de quelques croûtes de pain bouillies et réduites en panade. On ne l'augmentera que très progressivement et ce n'est qu'après huit ou dix jours encore que l'alimentation entièrement solide sera permise.

Pendant toute cette période, comme pendant la maladie, il faudra surveiller l'intestin du malade, et le faire aller régulièrement à la selle.

TROISIÈME PARTIE

Hygiène

L'hygiène est l'ensemble des précautions que les hommes doivent prendre vis-à-vis d'eux-mêmes et vis-à-vis des autres, dans le but d'éviter les maladies et de prolonger leur existence.

Dans les chapitres qui précèdent, nous avons indiqué la conduite qu'il fallait tenir, en présence de maladies déclarées ; ici, nous étudierons surtout les moyens d'éviter ces maladies.

L'histoire nous enseigne que dès les temps les plus reculés, et chez les peuples les plus divers, en Grèce, à Rome, dans les Indes, des mesures furent prises pour lutter contre les fléaux qui faisaient de temps en temps leur apparition. Mais ces mesures ne reposant sur aucune règle scientifique précise, disparaissaient toujours avec les causes qui les avaient provoquées. Il faut arriver jusqu'au commencement du siècle dernier, pour voir les peuples de l'Europe créer des organisations sanitaires, d'une réelle efficacité.

A mesure que les recherches des savants précisèrent de mieux en mieux, les causes vraies des maladies, on se persuada de la nécessité dans laquelle on se trouvait de lutter contre leur invasion. Les conquêtes de l'hygiène firent, dès lors, de rapides progrès.

Parmi toutes les maladies qui nous guettent et font chaque année, parmi les hommes, de si grands ravages, il en est un certain nombre, que l'on peut éviter. Or, c'est surtout à ces *Maladies évitables* que s'adresse l'hygiène. La tuberculose, la variole, la rougeole, la scarlatine, la fièvre typhoïde, etc., sont des maladies qui peuvent être évitées par la mise en pratique de mesures d'hygiène bien comprises.

De façon à être plus clair et bien compris, nous diviserons cette étude de la façon suivante : 1° Hygiène corporelle ; 2° Hygiène des logements — Propreté des caisses à eau ; 3° Hygiène spéciale en cas de maladie contagieuse ; 4° Désinfection d'un navire.

1° *Hygiène corporelle*

Le meilleur moyen de donner au **corps** une propreté générale, c'est le *bain*. Mais comme à bord des navires de pêche, le luxe d'une baignoire est chose impossible, il faut y suppléer par de simples lavages avec un linge mouillé et du savon. Cette pratique, qu'il sera bien difficile de faire adopter par les marins pêcheurs, serait pourtant d'une grande utilité. En effet, pour que notre peau qui respire, comme nos poumons, puisse fonctionner d'une façon normale, il est de toute nécessité qu'elle soit débarrassée fréquemment de cette couche d'enduit gras qui la recouvre.

Les pieds et les mains réclament aussi des soins particuliers.

Les **pieds** surtout, en raison des services incessants et pénibles qu'on leur demande, malgré la chaussure dont ils sont armés, ont droit à une attention spéciale. Il importe de ne pas laisser les ongles dépasser notablement les orteils. On les coupe carrément et non pas en rond, surtout l'ongle du gros orteil, de telle sorte que les angles de cet ongle soient toujours un peu au-dessus et hors de la pulpe de l'orteil ; si l'un d'eux est enclavé dans la pulpe du doigt, il est presque certain que la croissance entraînera un *ongle incarné*, dont la présence est très douloureuse et gêne considérablement les mouvements du pied. S'il apparaît sur quelque point, une ampoule ou une callosité, il faut s'en occuper tout de suite. Il est de pratique vulgaire de traverser d'un fil les ampoules sans les ouvrir ; le liquide qu'elles renferment s'écoule par cette sorte de drain, et néanmoins, la peau, quoique soulevée, continue à protéger la région malade. Les durillons et cors aux pieds doivent être enlevés par petits copeaux, à l'aide d'une sorte de grattage avec un canif qui coupe mal. Le rasoir est dangereux en ce qu'il est facile de faire pénétrer l'instrument plus qu'il n'est nécessaire, et d'occasionner ainsi un léger écoulement de sang, et une plaie qui peut être grave.

Il ne faut jamais insister dans la marche, quand un de ces accidents, minime en soi, a déterminé une *inflammation* plus ou moins étendue de la région.

La propreté des **mains** est aussi une condition de bonne hygiène. La présence de gerçures doit faire rejeter l'usage du savon, et il faut se contenter *d'essuyer* les mains sans les mettre à l'eau. On fera avec avantage des onctions avec de l'huile ou de la vaseline.

Nous ne parlerons des soins de la **tête** que pour indiquer que le lavage du cuir chevelu est nécessaire de temps en temps, pour éviter l'apparition de *poux*, dont on constate surtout la présence chez les individus qui vivent en groupe.

Nous ne saurions, en outre, trop recommander aux hommes qui vivent en commun, de ne jamais se servir d'objets qui appartiennent à leurs camarades. Nous avons indiqué, à propos de la syphilis, combien cette pratique pourrait leur être funeste. Chacun d'eux aura

donc des instruments de table qui lui seront
personnels.

2° *Hygiène des logements. — Propreté des caisses à eau*

Tous les compartiments d'un navire, depuis
le poste de l'avant, jusqu'aux petites soutes
de l'arrière, doivent être l'objet d'une propreté
minutieuse. Et parmi tous ces locaux, je ne
saurais trop attirer l'attention du capitaine
sur le poste où couche et mange la plus
grande partie de l'équipage. Mais, pour être
méthodique dans ces conseils d'hygiène,
relative aux divers compartiments dont se
compose un navire, nous suivrons ce dernier
depuis le départ jusqu'au retour à son port
d'armement.

Le navire est rentré de sa campagne de
pêche et va séjourner pendant plusieurs mois
dans son port d'armement. Les hommes ont
enlevé du logement, leurs malles, leurs
paillasses et leurs effets ; d'autre part, on
procède au débarquement du sel de coussin,
des fûts, caisses, engins de pêche et en
général de tout le matériel qu'il faudra réparer

ou remplacer. C'est à ce moment surtout que le navire se trouve dans les meilleures conditions pour subir une désinfection complète.

Je sais bien que chaque année, peu de temps avant le départ, on procède à un semblant de désinfection en faisant brûler une certaine quantité de soufre; mais cette mesure, bonne cependant en soi, est insuffisante. Elle se pratique beaucoup plus dans le but de faire mourir les rats, que dans celui, autrement nécessaire, de préserver l'équipage contre l'apparition des maladies.

La désinfection, qui sera plus complète, se fera de la manière suivante : On procèdera d'abord à un lavage très soigneux à grande eau et au balai. Toutes les parties du navire y passeront; mais on insistera sur le logement, sans en omettre cette partie de l'avant qu'on appelle « l'hôpital »; et dans laquelle, paraît-il, la saleté est plus prononcée encore que partout ailleurs. Les couchettes n'échapperont pas non plus à ce nettoyage, et une abondante ventilation, purifiera l'air intérieur en facilitant le séchage. Et, à ce point de vue, il serait utile que l'on établit dans tous les logements, une manche à air, permettant un renouvellement facile de l'air pendant toute la campagne.

En outre, l'installation d'un tuyau d'écoulement, en communication avec la pompe, compléterait avantageusement cet aménagement du poste. Il en résulterait d'ailleurs un avantage pour l'armateur, car, il arrive fréquemment que les eaux, s'égouttant, vont salir les objets qui sont placés immédiatement au-dessous et gâtent parfois plusieurs tonneaux de sel.

A chaque campagne, ou au moins tous les deux ans, le compartiment qui renferme le charbon, sera complétement vidé, et il serait utile, lors de ce grand nettoyage de la soute au charbon, d'en badigeonner toutes les parois avec du goudron.

Ce lavage se continuera par la coupée d'avant, puis par la cale, et on passera ensuite à toutes les soutes de l'arrière sans en excepter aucune.

Ce nettoyage à grande eau restera insuffisant, surtout si pendant la campagne plusieurs hommes ont été atteints de maladies contagieuses. On le complétera d'une façon très efficace, en faisant un deuxième lavage, avec un liquide antiseptique, de l'eau phéniquée, par exemple. Cette solution antiseptique est bonne, mais en raison de la quantité considérable qui serait nécessaire, son emploi deviendrait trop coûteux. Je conseille l'usage de la solution suivante, d'un prix plus abordable et qui m'a jusqu'à présent donné les meilleurs résultats. Ce liquide est vendu dans le commerce, sous le nom de Laurénol n° 2 ; mais sa composition est connue, et on peut se le procurer partout. Sa formule est la suivante :

Sulfate de cuivre ordinaire...	50 gr.
— fer	5 gr.
— d'alumine et de potasse	5 gr.
Chlorure de zinc	50 gr.
Acide borique...............	5 gr.
— chlorhydrique.........	5 gr.
— picrique	1 centigramme.
Eau q. s. pour..............	1000 gr.

30 grammes de cette préparation par litre d'eau, c'est-à-dire un grand verre à liqueur,

ou deux cuillerées à soupe, donnent une solution suffisante pour la désinfection. Chaque navire devra en emporter une bonbonne de 25 litres environ.

Pour que le lavage avec cet antiseptique soit efficace, il doit être très complet. Il ne suffit pas d'asperger légèrement à droite ou à gauche, il faut, avec un torchon roulé à l'extrémité d'un manche à balai, badigeonner toutes les parties, tous les coins et ne passer sur aucune planche sans qu'elle ait été mouillée par la solution. Outre que cette manière de faire constitue un bon procédé antiseptique, il a, de plus, l'avantage de désodoriser, c'est-à-dire d'enlever toutes les mauvaises odeurs du navire. Pour rendre plus complète encore cette désodorisation, on jettera dans la cale plusieurs seilles de la solution ci-dessus, laquelle en s'écoulant entre toutes les parois, ira désinfecter les liquides d'odeur si repoussante que ramène la pompe.

Ce nettoyage du navire sera complété par l'assèchement des caisses à eau et par un lavage soigné de leurs parois. Dans les navires qui ont eu des hommes atteints de fièvre typhoïde, il ne faudra pas craindre de laver toutes les caisses a eau avec de l'eau de chaux, qu'on pourra laisser dans le fond des caisses pendant plusieurs jours avant de laver de nouveau à l'eau ordinaire.

Une toilette définitive à l'eau de chaux sera faite également dans le logement des hommes.

Quant à la désinfection par le soufre, ou *parfumage* comme on l'appelle, il ne faut pas omettre de la faire avant que le navire ait reçu sa couche définitive de peinture. Celle-ci se trouverait alors fortement détériorée et noircie par suite de l'action des vapeurs de soufre sur les sels de plomb que renferme la peinture.

Cette désinfection complète ne peut pratiquement être réalisée que pendant la période d'hivernage, lorsque le navire est de retour à son port d'armement. Toutefois, on ne s'en tiendra pas à cet unique nettoyage, pour toute la durée de la campagne. Il ne faut pas oublier que c'est surtout à la mer que le danger existe, quand les hommes ont vécu ensemble pendant plusieurs mois, dans l'étroit espace qui leur est réservé. Il est donc de toute nécessité, pour éviter l'apparition de maladies, que trois ou quatre fois pendant la durée du séjour sur les bancs, le poste de l'équipage soit complètement vidé de tous les objets qu'il renferme, y compris et surtout les paillasses.

On trouvera facilement un jour de repos de temps en temps, une *marée de paradis*, pour procéder à ce nettoyage. Lorsque tout aura été monté sur le pont, on lavera à grande eau, comme il a été dit plus haut, puis ensuite avec la solution antiseptique, c'est-à-dire avec le désinfectant dont une bonbonne existera à bord.

3° Hygiène spéciale en cas de maladie contagieuse

Nous avons indiqué plus haut de quelle importance il serait pour tous les navires d'avoir une chambre d'isolement destinée à recevoir tout homme dès qu'il est reconnu malade. Nous insistons de nouveau ici sur cette nécessité ; car s'il est encore possible au début d'une affection contagieuse d'en préserver le reste de l'équipage, il n'y a que ce moyen, l'isolement, qui soit vraiment efficace. Et s'il réussit à prescrire assez tôt cet isolement, quelle ne sera pas la satisfaction du capitaine qui aura eu la sagesse de mettre en pratique cette utile mesure. Si, au contraire, la maladie attaque plusieurs hommes, tout est bouleversé. Le travail ne se fait plus avec entrain ; chacun a peur : en un mot, l'effet moral est désastreux. Je n'indique que pour mémoire la perte matérielle considérable qui en résulte pour l'armateur.

Le capitaine a donc isolé son malade ; il ne sait pas encore si la maladie dont celui-ci est atteint est ou non contagieuse ; mais peu importe, il supprimera aussitôt toute communication entre ce quartier — que j'appellerai *l'infirmerie* — et le reste de l'équipage. Puis immédiatement, il fera un nettoyage des plus complets du poste : 1° Enlèvement de tous les objets qu'il renferme ; 2° lavage à grande eau ; 3° lavage avec le désinfectant.

Si la maladie se résume à une simple indisposition, tant mieux pour tous ; ce sera toujours un bon nettoyage de plus qui ne pourra qu'être très profitable.

Si, au contraire, la maladie a été une des affections contagieuses dont il a été parlé plus haut (*V. p. 134*): fièvre typhoïde, rougeole, variole, scarlatine, etc., la désinfection aura été faite à propos, et les hommes sains ne resteront pas sous le coup de cette crainte continuelle qu'ils sont peut-être à la veille d'être pris à leur tour.

La chambre d'isolement, l'infirmerie, où aura séjourné le malade, sera soumise également, dès que celui-ci l'aura quittée, à une désinfection méthodique et aussi parfaite que possible. Tous les objets qu'elle renferme seront lavés avec le désinfectant, et si le malade qui en sort était atteint d'une affection contagieuse, ses vêtements seraient passés à l'eau bouillante avant d'être reportés dans le poste. La paillasse sera vidée, son contenu jeté à la mer, et l'enveloppe passée également à l'eau bouillante. En un mot, aucun des objets souillés ne doit, sans avoir été désinfecté, retourner dans le poste de l'équipage. Sans cette élémentaire précaution, tout serait

inutile, et la maladie se reproduirait à nouveau. Après avoir lavé, comme il vient d'être
dit, tous les objets renfermés dans cette
chambre d'isolement, il faudra laver de la
même façon, à grande eau d'abord, avec le
désinfectant ensuite, tous les parois de ce
local : planches des parquets, des côtés, du
haut, etc.

Si, dans l'avenir, les capitaines s'inspirent
de ces principes, et surtout de la nécessité de
les appliquer, nous croyons que les maladies
contagieuses, et la fièvre typhoïde en particulier, n'exerceront plus les ravages qui ont
de tous côtés été signalés lors de cette campagne qui vient de finir.

QUATRIÈME PARTIE

Alcoolisme

Un guide médical, à l'usage des capitaines de navires et des maîtres de pêche, ne pouvait pas se terminer sans quelques considérations sur l'alcoolisme et ses dangers. Je n'ai donc pas voulu clore ce petit ouvrage, sans parler de cette question qui prend de jour en jour une importance grandissante, et qui préoccupe à bon droit tous les hygiénistes et tous les philanthropes. Les ravages de l'alcoolisme s'accroissent d'une façon démesurée, et telle qu'il est devenu à notre époque une véritable plaie sociale.

Je sais qu'en m'adressant aux capitaines et aux maîtres de pêche, je parle à l'élite de la population maritime, et que peut-être je vais prêcher à des convaincus; cependant, je crois devoir le faire, parce qu'en raison précisément de leur grade, ils ont à diriger des hommes moins instruits et moins expérimentés qu'eux et que le devoir leur impose de diriger dans la bonne voie, par leur exemple et par leurs conseils.

L'on se demande, peut-être, comment il se fait que cette question de l'alcoolisme a pris tout à coup une importance aussi grande. Il semblerait qu'elle est née d'hier, que nos ancêtres ne connaissaient pas ce poison, que nos pères ne s'enivraient jamais. Il faut détruire cette légende, dit M. le Dr Legrain, et ne pas croire que les méfaits de l'alcool n'ont existé que de nos jours. Nos ancêtres faisaient, parfois aussi, un usage immodéré des boissons fermentées. Il suffit d'ailleurs de remonter le cours de notre histoire, pour constater qu'à des époques, mêmes assez lointaines, les pouvoirs publics se sont préoccupés des fâcheux effets de l'ivrognerie. L'on trouve la trace de nombreux édits royaux qui sévissaient avec une très grande rigueur, contre des habitudes que l'on réprouvait, au nom de la moralité et de la santé publiques. Déjà, en 1536, François Ier rendait cet édit, pour lutter contre les désordres de tout genre, produits par l'ivrognerie dans la province bretonne : « Tout homme qui serait trouvé dans l'état d'ivresse, serait sur le champ constitué prisonnier au pain et à l'eau ; en cas de récidive, il serait en outre battu de verges en prison ; à la troisième fois, il le serait en public ; enfin, à la quatrième rechute, il serait banni sans miséricorde, comme incorrigible, avec amputation des oreilles. » On ne peut donc pas admettre que l'alcoolisme n'existait pas, même à ces époques où l'alcool distillé n'était pas encore connu.

Tout le monde connaît ce vieux proverbe provençal, ainsi conçu : *Qui a vécu dans le vin, périra par l'eau.* Il désigne très clairement cette maladie, à laquelle succombent les vieux buveurs, que l'on appelait autrefois *l'hydropisie*, et qui, maintenant, porte le nom d'*ascite*. La vérité est que les conséquences de l'alcoolisme ont existé de tous les temps ; mais qu'autrefois l'on ne savait pas aussi bien qu'aujourd'hui, rapporter à cette intoxication des manifestations quelquefois très lointaines des effets de l'alcool.

Est-ce à dire que l'alcoolisme de nos pères ressemblait au nôtre ? Je ne le crois pas non plus. Dans les temps anciens, l'on ne faisait usage que de boissons naturelles fermentées, telles que le vin, la bière, le cidre, etc. A cette période aussi, l'ivrognerie était plutôt l'exception que la règle. L'on ne s'enivrait qu'à des intervalles relativement éloignés. Il en résultait que le mal causé par l'alcool, ainsi absorbé, ne produisait ses effets qu'avec une extrême lenteur. Chez ceux qui cependant devenaient réellement alcooliques, l'on ne constatait les méfaits de l'intoxication que sur la fin de leur vie, c'est-à-dire à une époque où, par suite de l'usure de l'organisme, les fonctions génitales s'éteignent et où l'homme ne procrée plus. Quand ils étaient plus jeunes et qu'ils s'étaient constitué une famille, ils étaient pleins de force, pleins de vigueur. Ils n'étaient, à proprement parler, aucunement tarés, et leurs enfants naissaient indemnes de vice héréditaire. En un mot, si l'alcoolique subis-

sait les effets de son empoisonnement, celui-ci
restait purement individuel. Et, comme il en
était ainsi de génération en génération, les
traces de dégénérescence étaient peu nombreuses et peu apparentes. En résumé, l'on
s'est trouvé, pendant longtemps, en face des
manifestations bruyantes de l'ivrognerie;
mais l'alcoolisme proprement dit, celui qui
consiste à s'intoxiquer par l'absorption journalière d'une trop grande quantité d'alcool,
et qui nous intéresse tout particulièrement,
resta ignoré.

Tel était la situation de nos pères, en face
de l'alcool.

Mais il n'en fut pas toujours ainsi. Quoique l'alcoolisme de nos pères fût purement
individuel, il faut toutefois remarquer que le
fait d'absorber fréquemment des boissons
très fermentées, crée chez ceux qui les
absorbent, un appétit qui va toujours grandis-
sant pour les liqueurs fortes. Et, conséquence
redoutable, ce goût pour les liqueurs fortes
devient un mal héréditaire, c'est-à-dire que
les parents déposent dans le cerveau de leurs
enfants, une appétence latente et toujours

progressive pour les excitants artificiels.
Les manifestations de cette tare héréditaire
sont même plus tangibles encore, car il est
démontré que les enfants des alcooliques,
non seulement deviendront alcooliques à leur
tour, mais ils auront un penchant des plus
marqués à boire la même boisson que leurs
pères. Le fils d'un absinthique boira, à son
tour, de l'absinthe.

Les conséquences de ce goût héréditaire
pour l'alcool, ne devait pas tarder à se faire
sentir. A une époque assez voisine de la nôtre,
et qui comprend à peu près le siècle qui vient
de finir, il s'est produit dans la vie publique,
un changement considérable. Les communica-
tions étant devenues plus faciles, le commerce
et l'industrie prirent un violent essor. Les
guerres de la Révolution et de l'Empire
firent sortir des provinces les plus reculées
et mélangèrent entre elles des populations
qui ne se connaissaient pas jusque-là. Cette
fusion des habitants, et toutes ces courses
à travers le territoire, ne vont pas sans initier
ceux qui s'y livrent à des jouissances nouvelles
et à créer chez eux des besoins nouveaux. Si

l'on joint à ce fait l'introduction de l'alcool sur la scène commerciale et industrielle, et l'apparition d'un nouvel organisme, le cabaret, qui pullule bientôt avec une effrayante rapidité, il est aisé de s'expliquer la grande poussée qui fut donnée alors à la consommation des spiritueux, et du même coup à l'extension de l'alcoolisme.

Mais le mal n'avait pas encore atteint son apogée. Cette époque où l'absorption de l'alcool est devenue extraordinaire, où sa consommation s'est pour ainsi dire généralisée, est celle où nous vivons. Autrefois, les boissons fermentées n'existaient pas partout; il y avait encore des buveurs d'eau, et l'on réservait pour les jours d'extra, la vieille bouteille de vin ou de cidre ; aujourd'hui, leur usage est devenu courant dans toutes les familles. Bien plus, le goût des choses fortes allant en s'accentuant, on ne se contente plus de simples boissons fermentées, on cherche une satisfaction plus vive de cet appétit en absorbant parallèlement une certaine quantité d'alcool. Pendant un certain temps, la consommation du vin fut sensiblement égale à celle des autres spiritueux. Mais la maladie vient attaquer nos vignobles français, et aussitôt l'on demande à l'alcool ce que la vigne refuse de donner. Le retour à la prospérité après la plantation de ceps américains ne change rien aux habitudes prises. Il eût été sage, cependant, alors, de retourner aux coutumes anciennes et d'abandonner l'usage de l'alcool ; mais le pli est pris, et il n'y a plus qu'à se laisser glisser sur la pente fatale.

Les conséquences de cet état de choses devaient bientôt se manifester. J'ai dit qu'autrefois l'on ne s'enivrait que de temps en temps, que l'intoxication était lente, et que le père était encore sain quand il procréait ses enfants. Il n'en est pas de même aujourd'hui. L'alcool, pris à jet continu, frappe l'homme en pleine sève, dit M. Legrain. Quand il devient père, son organisme est vicié, il est déjà empoisonné, ses enfants naissent tarés ; ils portent très jeunes les signes révélateurs du mal dont ils sont atteints. Ils sont chétifs et sans vigueur et dégénèrent rapidement. Étendez ce mal à un nombre considérable de familles, et à la plus grande partie du territoire, et vous aurez dès maintenant une idée de la dégénérescence sociale à laquelle nous marchons à grands pas.

Tel est l'alcoolisme moderne et son terrible danger. Et si nous nous résumons maintenant, après cet aperçu historique, nous voyons que l'alcoolisme de nos pères est un mal isolé, une maladie de l'individu, tandis que l'alcoolisme actuel est une maladie de l'espèce, un véritable fléau national.

Nous venons de tracer un tableau un peu sombre du développement de l'alcoolisme depuis les temps anciens jusqu'à nos jours. Nous pouvons nous demander maintenant s'il n'est pas entaché d'exagération, et si la consommation de l'alcool est vraiment aussi répandue. Pour se convaincre que nous restons dans le vrai, il suffit de jeter un regard autour de soi. Partout les cabarets fourmillent et leur nombre s'accroît chaque jour davantage. Le chiffre en a doublé depuis soixante ans. D'une communication du docteur Lagneau à l'Académie de Médecine, il résulte que la France compte, en chiffres ronds, 421.000 débits, non compris 30.000 débits pour Paris. Un huitième de la population vit de l'alcool. Dans cet immense accès de folie qui nous étreint, tout le monde en boit, en sacrifiant aux goûts, aux impulsions, aux préjugés les plus étranges : hommes, femmes, enfants, nourrissons, tous s'intoxiquent à qui mieux mieux.

Et l'alcoolisme se rencontre dans toutes les classes de la société, chez les gens du monde, comme chez l'ouvrier. Voyons d'abord comment s'alcoolise ce dernier : « Ah ! dit le docteur Vaquier, dans une de ses conférences publiques sur l'alcoolisme, les facilités ne lui manquent pas. Il ne peut pas faire un pas en dehors de l'atelier sans que la tentation se présente à lui sous forme de cabaret. »

Quand l'ouvrier, le matin, quitte son foyer pour se rendre à son travail, il ne va jamais directement à l'atelier. Il s'arrête dans un débit pour « tuer le ver », suivant une expression courante. Debout devant le comptoir sur lequel il jette ses deux sous, il avale prestement un verre d'eau-de-vie, puis continue sa route. Il y revient avant le déjeuner pour sacrifier à l'absinthe, ou à un autre prétendu apéritif quelconque. Il y retourne encore le soir, une fois la journée finie. Le lundi, le besoin de boire s'accentue encore davantage, et le manœuvre est fréquemment chargé d'aller faire remplir la bouteille vide.

Jules Simon, qui a si bien décrit les misères sociales de notre époque, nous fait dans son beau livre « L'Ouvrière », un tableau navrant del'ouvrier qui dépense en une journée la moitié de la paie de la quinzaine. Il nous montre la malheureuse femme qui gémit à la porte du cabaret, songeant aux enfants qui pleurent et qui ont faim. Heureux lorsque, fatiguée d'attendre, elle ne finit pas par entrer elle-même chez le débitant. Car alors c'est l'alcoolisme en commun, c'est la chute complète, irrémédiable de la famille.

L'alcoolique perd peu à peu toute énergie et toute volonté ; il ne sait plus résister à sa passion, et toute bonne résolution disparaît devant la perspective d'un verre d'alcool.

Le docteur Brunon, directeur de l'École de Médecine de Rouen, qui a publié une curieuse étude sur l'alcoolisme en Normandie, raconte que, dans un atelier de Rouen, qui compte cent cinquante ouvriers, le patron n'en connaît que cinq qui soient susceptibles d'être envoyés en ville. Encore ne doivent-ils pas sortir de Rouen, car alors ils succombent.

Dans ce même atelier et dans d'autres du même genre, ceux qui veulent demeurer sobres sont exposés aux railleries de leurs camarades. On leur rend la vie si dure qu'ils en sont réduits à s'en aller.

Il est d'ailleurs pénible de constater qu'une grande partie des affaires ne se fait qu'au café ; tous les marchés sont conclus le verre en main. Tout voyageur qui ne peut pas boire doit changer de métier.

Dans le mémoire du docteur Brunon, on trouve à ce sujet d'intéressants renseignements :

« Dans la Seine-Inférieure, la Somme et
« l'Oise, surtout dans le pays de Caux, me
« dit M. X..., voyageur en vins, pas de
« consommation chez le débitant, pas de
« commission, c'est réglé. J'ai dû cesser
« tout voyage à Gournay, car, chaque fois,

« j'étais malade. Maintenant, je m'arrange
« pour abandonner la place avant midi, car
« c'est au repas de midi que la griserie
« générale commence.

« Un courtier en vins me dit que la place
« de Rouen est la plus terrible. Il ne peut pas
« prendre moins de 30 à 40 consommations
« par jour. Il estime qu'un courtier ne peut
« pas continuer son métier plus de deux ans
« à Rouen. Après ce temps, « *il est cuit* ».
« Dans la banlieue de Rouen, il arrive à ne
« prendre qu'une moyenne de 25 consom-
« mations. Pour les espacer, il a pris une
« voiture lui permettant d'aller de village en
« village, mais le malheureux a dû renoncer
« à ce moyen, car à mesure qu'il faisait plus
« de trajet, il prenait moins de consom-
« mations et voyait moins de clients.

« Autre cas : Un gros commerçant de
« Rouen voyage dans les villages, chez le
« bourgeois. Il ne boit pas lui-même — il a bu
« autrefois — mais il emploie un dégustateur
« pour goûter tous les échantillons de vins et
« d'eau-de-vie. Le dégustateur ne peut pas
« faire le service plus de deux ans. Voici un

« homme de quarante-sept ans, dyspeptique ;
« c'est un ancien voyageur en épicerie. De
« 18 à 21 ans, il a pris en moyenne, tous
« les jours, 18 vermouth avant midi, 2 bou-
« teilles de vin au déjeuner, de 5 à 8 verres
« de fine dans l'après-midi et 5 ou 6 bocks
« le soir. Il visitait 20 épiceries par jour.
« On ne compte pas les consommations qu'on
« lui offrait en retour de ses politesses.
« A vingt-cinq ans, il s'est établi épicier à
« Quevilly, près Rouen. Avec chaque client,
« il prend un petit verre. Le samedi et le
« dimanche, jour des provisions, il en prenait
« une vingtaine par jour. Vers 35 ans, il
« s'est restreint à 1 ou 2 verres par jour.
« Aujourd'hui, c'est un sage, il ne boit plus
« rien. Il est vrai qu'il a un ulcère de
« l'estomac. »

Il faut reconnaître que cette catégorie de
buveurs, les voyageurs et les courtiers,
boivent parfois malgré eux ; ceux-là, du
moins, ont pour excuse la lutte pour la vie.

Mais ce qu'il est surtout déplorable de
constater, c'est que l'enfant absorbe aussi,
bien souvent, sa ration d'alcool.

La *Gazette hebdomadaire*, reproduisant une communication de M. Goriatckine à la Société de Pédiatrie de Moscou, cite plusieurs exemples de cet abus de l'alcool chez les enfants :

« Dans un cas, il s'agit d'une fille de cinq « ans à laquelle ses parents donnaient de « l'alcool (cognac, malaga), quand elle n'avait « encore qu'un an. Actuellement, elle prend « tous les jours deux petits verres à liqueur « de vin très fort et une cuillerée à café de « cognac. Elle boit du vin avec plaisir et « devient très animée après, fait d'autant « plus à noter que l'enfant est apathique. « L'appétit est toujours mauvais et n'est « excité que par des boissons alcooliques. « L'enfant est pâle, dort mal, a des sueurs « nocturnes, le foie et la rate sont augmentés « de volume.

« Le second cas n'est pas moins caracté- « ristique. Il s'agit d'un garçon de douze « ans, entré à l'hôpital pour des nausées, « des vomissements, de la diarrhée, du trem- « blement dans les bras et dans les jambes. « L'enfant est apprenti, et pour faire plaisir

« aux ouvriers avec lesquels il travaille, il
« est obligé de boire du vin et de la bière.
« Le malade a déclaré qu'il lui était impos-
« sible de ne pas boire et que son refus lui
« attirait des coups.

« Pour se rendre compte de l'extension de
« l'alcoolisme, M. Goriatckine a interrogé
« à ce sujet les parents qui amènent leurs
« enfants malades. Sur 1,671 enfants atteints
« d'affections différentes, 506 prenaient des
« alcools. Dans 273 cas, l'alcool était donné
« pendant un laps de temps assez considé-
« rable. »

Des faits de ce genre ont été observés non-
seulement en Russie et en France, mais
encore dans tous les pays adonnés à l'alcoolisme.

Et tout autour de nous ne voyons-nous pas
fréquemment, dès qu'un jeune enfant est
souffrant, le sein ou le biberon remplacé par
un grog salutaire. Et bien souvent, même
sans qu'il existe aucun malaise, on lui donne
chaque soir son petit breuvage, composé
d'eau sucrée et d'eau-de-vie, sous prétexte
que ça l'aide à s'endormir.

La femme, trop souvent, nous l'avons dit déjà, ne ménage pas les occasions de boire à son tour, et glisse aussi peu à peu sur la pente de l'alcoolisme. Et ici la passion est plus irrésistible encore que chez l'homme ; l'on assiste à tous les débordements. Il lui faut, à tout prix, le poison qu'elle affectionne ; elle vendra ses meubles, ses vêtements, son pain et celui des siens, pour s'en procurer. Parmi quelques exemples terrifiants que je connais, je ne citerai que le suivant :

Une mère de plusieurs enfants, habitant Fécamp, alcoolique incorrigible, prit un jour avant midi pour un franc quatre-vingts centimes d'eau-de-vie, c'est-à-dire à peu près un litre. Un autre jour, dans un seul débit, elle en avait absorbé pour deux francs quarante, avant trois heures du soir. On la vit, en outre, dans cette même journée, pénétrer dans trois autres cabarets.

Cette même femme, un matin, se présente chez son épicier et achète *un sou* de lait pour ses trois enfants et pour elle demande pour *cinquante centimes* d'eau-de-vie.

Les exemples de ce genre ne sont pas rares.

L'alcoolisme est malheureusement aussi très fréquent chez les marins.

« En 1897, à Concarneau, dit le docteur Renault, la consommation de l'alcool a atteint 13 litres par habitant. Le paysan et le marin n'ont comme boisson habituelle à leurs repas que de l'eau. Tout l'alcool qu'ils absorbent, c'est en dehors, pour le plaisir de boire, pour s'enivrer de propos délibéré. On boit à toute occasion, les femmes presque autant que les hommes, et il est bien rare de voir le dimanche la fermière, revenant de la messe, rentrer au logis sans un panier rempli de la provision d'alcool, eau-de-vie, vulnéraire ou absinthe, pour la semaine. » On ne dit jamais, en parlant d'un homme : il boit. C'est sous-entendu. Quelquefois, rarement, hélas ! on dit (mais alors on n'y manque pas) : « C'est un homme qui n'est presque jamais saoûl. »

Et si maintenant nous passons aux chiffres, nous voyons qu'en France le taux de la consommation des spiritueux est effroyable. Nous avons sur le reste du monde une supériorité : nous tenons le *record* de l'alcoolisation.

Voici les chiffres *officiels* :

On consomme en France 2 millions d'hectolitres d'alcool à 100 degrés ; c'est-à-dire 5 millions d'hectolitres d'*eau-de-vie*.

Si nous ajoutons maintenant à l'alcool en nature les boissons dites « hygiéniques », nous arrivons, faisant le total de bon alcool, à une consommation de 14 litres 19 d'alcool à 100 degrés (plus de 35 litres d'eau-de-vie) par tête, y compris les femmes, les enfants et les gens sobres !) Voyez ce que cela peut faire par buveur !

Comparons maintenant la consommation française à celle de l'étranger. Si nous ne considérons que l'alcool en nature, nous venons après la Belgique, la Hollande et l'Allemagne.

Mais, *au total,* nous sommes en tête de liste avec nos 14 litres 19 à 100 degrés *par habitant.*

Voici du reste le tableau comparatif :

France	14 litres	19
Belgique	10	50
Allemagne	10	50
Iles Britanniques	9	25
Suisse	8	75

Italie.................	6 litres	50
Hollande	6	25
Etats-Unis..........	6	10
Suède...............	4	50
Norwège	3	»»
Canada....... ,......	2	»»

Mais ce qui est pis encore, c'est qu'en beaucoup de pays la consommation diminue, tandis que chez nous elle augmente.

Il faut en outre noter que ce sont là, pour notre pays du moins, les chiffres *officiels*, c'est-à-dire très au-dessous de la réalité, car la *fraude* est énorme, et les bouilleurs de crû, grâce à leur intolérable privilège, déversent annuellement et clandestinement dans le pays 700.000 hectolitres d'alcool. Tel est le ruissellement de l'alcool en France. Il n'est pas de race au monde qui puisse résister à de pareils excès.

Nous allons étudier maintenant ce qu'est en réalité l'alcool, et quels sont ses effets directs sur l'économie. Nous verrons ensuite si tous les alcools que l'industrie lance sur le marché, présentent le même danger.

L'alcool naturel est le produit de la fermentation et de la distillation des fruits sucrés. Pasteur a montré, en 1857, que cette fermentation s'opère sous l'influence d'un végétal microscopique qu'on appelle la bourre de bière. Toutes les substances sucrées par nature et les matières amylacées qui subissent l'influence du maltage donnent, par la fermentation, ce qu'on appelle, en terme générique, un vin.

Tous les alcools étudiés en chimie sont produits par cette transformation des matières sucrées. Outre l'alcool usuel, alcool de vin ou alcool éthylique, qui est nuisible à la santé, à haute dose et à la longue, il se produit encore un certain nombre d'autres alcools qui sont beaucoup plus toxiques, et que, par une ironie involontaire et charmante, on appelle alcools supérieurs.

En même temps que les alcools, la fermentation produit encore des éthers qui donnent des bouquets différents, suivant les matières qui fermentent, et qui, eux aussi, sont des toxiques au premier chef.

Autrefois, il n'existait que l'alcool obtenu par la distillation du vin, alcool qui était relativement peu toxique. Mais, depuis, les choses ont changé. Le besoin des spiritueux se faisant sentir de jour en jour plus intense, l'on fit appel à toutes sortes de produits, dans le but d'en retirer de l'alcool. L'alcool de betteraves, de pommes de terre, de grains, est aujourd'hui de consommation courante. Comme ces alcools sont d'un prix très faible, ils servent de base à la fabrication des eaux-de-vie de qualité inférieure, et contribuent ainsi, pour une large part, à l'empoisonnement général. Mais que ceux qui ne peuvent se payer des eaux-de-vie à 10 et 15 francs le litre, se rassurent et se consolent : un médecin a démontré qu'un verre de fine-champagne est aussi meurtrier, sinon davantage, que le verre d'eau-de-vie que l'on boit pour 15 ou 20 centimes, chez le marchand du coin.

Maintenant que nous savons comment on obtient l'alcool, nous allons étudier son action sur les organes, avec lesquels il entre en contact, et son degré de toxicité ; nous verrons ensuite s'il est des cas où il peut être considéré comme utile à celui qui l'absorbe.

Par lui-même, l'alcool est irritant : appliqué sur les muqueuses, il produit une sensation de chaleur, de brûlure d'autant plus vive qu'il est plus concentré.

Arrivé dans l'estomac, il irrite la paroi interne de cet organe, augmente l'acidité du suc gastrique, et par là même active la digestion stomacale. C'est ce qui explique cette coutume si usitée en Normandie, qui consiste à faire un trou au milieu du repas en buvant un petit verre d'eau-de-vie. Mais il n'est pas possible de prolonger longtemps cette action de l'alcool, car, peu à peu, les glandes de l'estomac se fatiguent et la digestion, au lieu de s'accélérer, se ralentit. Résultat : dilatation de l'estomac et gastrorrhée produisant la pituite matinale des buveurs.

Pour Dujardin-Beaumetz, l'alcool agit à la fois comme aliment, comme tonique et comme antithermique.

D'après lui, c'est un aliment qui subit dans l'organisme une destruction à peu près complète ; mais cette combustion, il la subit au détriment de l'oxygène du sang. En effet, l'alcool se fixe sur les globules rouges du sang qui sont les vecteurs de l'oxygène dans l'économie, et cette action délétère s'exerce en donnant au sang artériel les caractères du sang veineux impropre à revivifier les tissus. Il y a donc détérioration du sang artériel, qui devient ainsi inapte à la respiration, et c'est ce qui explique les cas de mort subite par asphyxie, si fréquemment observés chez les ivrognes. Et ces accidents s'observent particulièrement l'hiver, car à cette saison froide, à la congestion occasionnée par l'alcool s'ajoute encore celle produite par le froid.

L'alcool agit aussi en nature sur les centres nerveux auxquels il communique des éléments de force et de tonicité.

« Il est certain, dit le docteur Vaquier, qu'à dose modérée, l'alcool est salutaire par l'espèce d'excitation physique et intellectuelle qu'il procure, *à condition qu'on l'utilise.* Il est néfaste à haute dose par la dépression qui en résulte. De sorte que le malheureux voué à l'alcool tourne dans un cercle vicieux; quand il est déprimé, qu'il sent ses forces l'abandonner, qu'il a de la peine à rassembler ses idées, il va chercher dans l'alcool l'excitation qui lui est nécessaire, et cette excitation ne tarde pas à être suivie d'une dépression nouvelle. De là, énervement, usure cérébrale, affaiblissement général précurseur d'une destruction totale.

Son action antithermique et antifébrile explique pourquoi on l'emploie dans certaines maladies aiguës, et notamment dans la pneumonie ou fluxion de poitrine.

L'on peut se demander si l'alcool est parfois utile. Je me hâte de répondre qu'en dehors de certaines maladies, où, pris à doses modérées, il produit des effets salutaires, l'alcool est toujours nuisible.

J'entends bien s'écrier : mais il est anodin ce petit verre que l'on sirote paisiblement après son repas. Je le sais et je veux bien le reconnaître, à la condition que l'on ne dépasse pas cette mesure. Mais bien souvent l'on commence par un petit verre, puis l'on finit par plusieurs. Et si l'on fait le total à la fin de l'année, on est tout étonné de voir que l'on a absorbé un nombre fort respectable de litres d'alcool.

Il existe une opinion très répandue et non moins erronée qui veut que l'alcool réchauffe, qu'il remonte les forces, et qu'il nourrisse.

Monsieur le docteur Chastang, médecin de la marine, à qui nous empruntons les lignes qui suivent, réfute ainsi cette manière de voir :

« *L'alcool ne réchauffe pas ; il ne fortifie pas ; il ne nourrit pas.* — Lorsque l'homme vient d'ingérer un verre d'alcool, il éprouve une sensation de chaleur intérieure et comme une excitation ; il lui semble que la fatigue se dissipe et qu'il a plus de force au travail. Si ce verre d'alcool reste isolé et s'il est absorbé après un repas, tout va bien. Mais que la dose soit plus forte, que les absorptions se répètent ou que l'individu soit à jeun, alors les phénomènes observés auront une durée éphémère, et une réaction en sens inverse ne tardera pas à se produire ; à cette force d'un moment succédera la faiblesse, à l'excitation l'ébranlement nerveux, à la chaleur le refroidissement. L'homme ignorant croit que l'alcool réchauffe, parce qu'en traversant les premières voies il donne une sensation de chaleur ; mais c'est là de la brûlure plutôt que de la chaleur qui, elle, résulte exclusivement des combustions intimes qui se passent dans les tissus. En fin de compte, l'alcool ne réchauffe pas, mais au contraire il refroidit. Le fait est bien connu dans les pays froids, et, au Canada notamment, chacun sait que l'alcool pris en grande quantité, en hiver, tend à diminuer la chaleur du corps et rend ainsi l'homme plus sensible au froid.

La force qui suit l'absortion de l'alcool est d'aussi courte durée que la chaleur. L'alcool est comme le coup de fouet qui ne peut qu'exciter pour un moment sans donner aucune force. En réalité, il paralyse les centres nerveux qui sont les régulateurs de toutes les fonctions de l'économie. Il met en action la force emmagasinée en réserve dans le corps ; mais, cette force-là dépensée, il n'en crée par de nouvelle. Aussi, après l'excitation du premier moment, apparaît une période de fatigue qui est en raison directe de la force gaspillée. Les médecins militaires remarquent tous les jours que les soldats qui sont des habitués de la cantine, ou qui boivent de l'eau-de-vie avant de faire une étape, résistent beaucoup moins que les autres à la fatigue et fournissent une plus grosse proportion de traînards.

L'alcool enfin n'est pas un aliment ; il ne renferme aucun principe capable de réparer les pertes de l'organisme. Les boissons fermentées elles-mêmes, contrairement à une croyance répandue, ne sont que très peu nutritives. Vaslet, notamment, affirme qu'un morceau de pain de 200 grammes est infiniment plus nourrissant que 3 ou 4 litres de la meilleure bière. Et le professeur Forel (de Zurich) conteste également que l'alcool ait des propriétés alimentaires.

Voilà ce qu'on ne saurait trop répéter aux défenseurs, quand même, de l'alcool ; en ajoutant qu'il a par contre, dans les pays froids, des inconvénients et des dangers particuliers. Ici l'homme qui abuse tant soit peu de la boisson est menacé à tout moment, parce que la boisson arrive à produire une congestion chronique de tous les organes, que le froid augmente et aggrave de son côté. L'alcool favorise la congélation des membres, et lorsque plusieurs individus sont soumis au même froid, ce sont les plus sobres qui résistent le mieux. Larrey l'a bien consigné dans ses relations de la retraite de Russie.

Les faits ne manquent pas pour démontrer que toutes ces assertions ne sont pas des conceptions théoriques, mais le résultat d'observations nombreuses. Les bons guides des montagnes, les grands ascensionnistes évitent de prendre de l'alcool ; les religieux du Mont-Saint-Bernard ne donnent que du *café* à prendre à leurs voyageurs ; les capitaines qui vont en expédition dans les mers glacées n'en distribuent qu'exceptionnellement et à doses faibles à leurs équipages. Fridtjof Nansen, à bord du *Fram*, donnait comme boisson à son personnel : du thé, du café ou du chocolat ; un bol de punch les jours de grandes fêtes seulement ; et plus tard, lorsqu'on eut laissé le navire pour aller à la recherche du pôle, il délivrait comme extras de luxe, soit des grogs au jus de citron, soit une tasse d'eau chaude dans laquelle on faisait dissoudre de la poudre de lait, « boisson qui réchauffait tout le corps (1) ».

Tout en admettant, avec le docteur Chastang, que la dose de 25 centilitres par homme et par jour, admise actuellement par les règlements en vigueur, est trop considérable, il faut reconnaître cependant que les marins-pêcheurs de Terre-Neuve ou d'Islande exercent leur profession sous un climat rigoureux et où le froid est intense. Une dose déterminée et reconnue trop forte pour un ouvrier d'usine ne produira pas chez les marins la même action nocive. La rigueur du climat et la somme considérable de travail qu'ils sont forcés de donner, permettent à ces derniers de brûler d'une façon plus complète l'alcool qu'ils absorbent. Je ne veux pas me faire ici le défenseur de l'ascoolisme chez les marins, mais je crois qu'il convient de tenir compte des considérations que nous faisons valoir plus haut. D'une recherche que j'ai faite, il résulte que les navires terre-neuviers emportent chaque année de 1.800 à 2.000 litres d'eau-

(1) *Vers le Pôle*, Paris, 1897. Voir les pages 64, 92, 179, 183, 195. 215 et 216.

de-vie. Or, le plus grand nombre d'entre eux rapporte une certaine quantité de cette eau-de-vie. J'estime que celle absorbée se chiffre environ à **20** centilitres par homme et par jour. Elle est, ce me semble, trop forte encore, même si l'on tient compte de ce fait que cette quantité d'eau-de-vie ne leur est jamais servie pure, que les capitaines l'addition-nent toujours d'une certaine quantité d'eau. Ce coupage doit d'ailleurs être encouragé, car il est reconnu que l'alcool absorbé pur est beaucoup plus nuisible que lorsqu'il est additionné d'un liquide inoffensif qui en diminue l'action caustique.

M. le Ministre de la Marine se propose, me dit-on, de réduire d'une façon notable la quantité d'eau-de-vie emportée par nos navires. Sans préjuger du chiffre qu'il proposera, et s'il m'était permis de formuler une opinion à ce sujet, je conseillerais de ne pas l'abaisser *tout d'abord* au-dessous de 15 centilitres par homme et par jour. Cette quantité est raisonnable, et armateurs et marins l'accepteraient, je crois, sans difficulté. Et j'explique ce chiffre de la façon suivante :

Quinze centilitres représentent environ un sixième de litre, soit six petits verres, en comptant trente-six petits verres au litre. Or, si l'on veut bien admettre, ce que je crois, que l'action nuisible chez les marins, peut être comptée pour moitié, ces six petits verres, pour un marin, correspondront à trois petits verres, pour un ouvrier d'usine. Cette quantité de trois petits verres, qui évidemment est encore considérable, me semble cependant pouvoir être admise.

Du reste, est-ce bien à la mer que le marin s'alcoolise surtout ? Si j'en juge par ce que je vois, je suis bien tenté de ne point l'admettre. Dès qu'il débarque, les libations sont autrement abondantes et quotidiennes. Alors, plus rien ne le retient, les cabarets pullulent partout sous ses pas et il y passe la majeure partie de ses journées. Et n'est-il pas permis aux hygiénistes et aux philanthropes de voir là un semblant de contradiction. D'un côté, protection malgré lui, dirais-je ; de l'autre, excitation à mieux s'alcooliser par l'accroissement toujours progressif de débits nouveaux. Qu'on supprime l'alcool partout, j'y souscrirai des deux mains, mais qu'on ne laisse pas, par une singulière contradiction, le marin perdre pendant son séjour à terre, tout le bénéfice qu'un régime de coercition aura pu lui faire gagner à la mer.

A ce point de vue, il sera peut-être instructif de suivre le marin depuis le jour de son débarquement jusqu'à son départ pour la campagne suivante. Voici comment les choses se passent : A peine arrivé à Bordeaux, ou dans un port de la Méditerranée, son premier souci est de fêter, par d'abondantes libations, son retour sur le sol natal. Et les moyens ne lui manquent pas ; il n'est pas de quartier dans les villes maritimes où les cabarets soient plus nombreux que sur les quais. Et l'argent non plus ne lui fait pas défaut ; car, outre le léger acompte qu'il reçoit des mains de son capitaine, et qu'il est impossible de lui refuser, il y a celui qu'il perçoit sur la prime de l'engagement futur. Il est assailli à ce sujet dès son débarquement par les capitaines des navires arrivés avant le sien. Pendant ces premiers jours, donc, et tant qu'il lui reste quelque argent, il boit sans mesure, et tout ce qu'il désire. Débarque-t-il dans un port de la Méditerranée, les choses se passent encore d'une façon plus écœurante. Ici, la boisson favorite est l'absinthe, et elle coule à flots. Deux hommes sont-ils attablés dans un débit, on leur présente une demi-bouteille de ce poison redoutable et, ce qui mieux est, on la laisse à côté d'eux, avec la faculté de se servir à leur guise. Il est inutile de dire qu'ils ne la quittent que lorsqu'elle est vide. Je vous laisse à penser dans quel état sortent ces deux individus, et comment ils se trouvent lorsqu'ils ont renouvelé plusieurs fois semblable exercice. Ils ont l'air hébété, ressemblent à des fous et regagnent péniblement leur bord, quand ils le peuvent encore. Le plus souvent, ils tombent sur les bords du chemin, et attendent là qu'un peu de sommeil ait rafraîchi leurs idées. Je connais des navires où, cette année, plus de dix hommes, dans la même journée, se sont trouvés le soir dans l'impossibilité de rejoindre le bord, à tel point que les armateurs se proposent de congédier tout leur équipage dès l'arrivée, s'ils retournent l'année prochaine dans un port de la Méditerranée. Et ces orgies se continuent à un degré plus ou moins prononcé pendant toute la durée du séjour dans le port de débarquement.

Quant ces hommes ont regagné leur port d'armement, les libations reprennent et elles se pratiquent partout, entre amis et même en famille. Puis la série des enrôlements continue, et toujours c'est la table du café qui préside à leur conclusion. Mais une fois l'engagement signé, tout n'est pas fini, il faut songer au lendemain. Chacun y pense d'ailleurs, et se prémunit dans ce but d'une petite somme qui n'est pas remise à la femme, et que l'on garde précieusement *pour faire le garçon*. Il en sera de même encore chaque samedi soir, quand le marin aura travaillé et qu'il recevra le salaire de sa semaine.

Puis le moment du départ arrive et c'est encore par d'abondantes beuveries que l'on fête en commun son arrivée. Il n'y a donc pas de comparaison possible à établir entre la vie du pêcheur à bord et celle qu'il mène pendant son séjour à terre. Ici, nous l'avons vu, il n'y a aucune barrière à ses débordements alcooliques, tandis qu'à la mer il est rare de voir un homme ivre, parce que sa ration journalière d'alcool lui est toujours administrée après coupage, et divisée en cinq ou six fractions.

Si je suis entré dans ces développements, ce n'est point pour soutenir qu'il est *indispensable* de donner aux marins de fortes rations d'alcool, mais pour montrer la contradiction qui existerait entre une suppression totale de l'alcool à la mer et une liberté sans borne à terre, de boire jusqu'à plus soif. Je crois que la juste mesure est d'arriver, peu à peu, par une sage progression, à convaincre le marin lui-même qu'il peut vivre et travailler tout aussi bien avec une quantité moindre d'alcool. Il sera ainsi facile d'arriver, plus tard, à ne lui donner que la ration qui lui sera strictement nécessaire pour résister au froid et à la fatigue, sans toutefois nuire à sa santé.

Je résumerai cette étude de l'action de l'alcool sur l'économie, en disant que, quel qu'il soit, alcool de vin ou alcool d'industrie, il est presque toujours nuisible. *Ce n'est pas tant une question de qualité, qu'une question de quantité.* Les eaux-de-vie de vin contiennent les mêmes impuretés que les alcools d'industrie livrés à la consommation. Au point de vue de la toxicité, les unes sont aussi pernicieuses que les autres. Renforçant ces conclusions, le docteur Daremberg a dit récemment, à l'Académie de Médecine, que les eaux-de-vie de vin réputées les meilleures et les plus pures, celles qui se payaient 30 francs la bouteille, renfermaient plus d'impuretés, réputées nuisibles à la santé, que les eaux-de-vie à 3 ou 4 francs, faites d'alcool de betteraves, parfumé artificiellement.

Il base son opinion sur l'expérience fondamentale suivante :

10 centim. cubes d'alcool pur à 38 degrés injectés dans la veine de l'oreille d'un lapin le laissent un quart d'heure ivre-mort. Au bout de ce temps, il reprend son allure ordinaire. D'où la conclusion qui s'impose que l'alcool pur pris en petite quantité n'est pas toxique par lui-même et que cette toxicité provient des éthers, aldéhydes et alcools

supérieurs contenus dans les eaux-de-vie ou alcools distillés par des procédés qui sont loin de la perfection. Dans le cours de ces expériences, le docteur Daremberg a reconnu que le rhum d'origine authentique : rhum de la Jamaïque, rhum de la Martinique, tue instantanément les lapins. Le rhum artificiel, fabriqué avec de l'alcool d'industrie, parfumé avec un peu d'alcool de canne à sucre, ne leur est au contraire pas plus nuisible que l'alcool pur.

Je ne ferai que citer, pour mémoire, toutes ces liqueurs qui sont prises sous le nom d'apéritif, telles que : Bitter, Vermouth, Amer-Picon, etc., et qui toutes renferment les poisons les plus violents. Il en est une cependant sur laquelle il convient d'insister d'une façon spéciale, c'est l'absinthe. Avec elle, dit M. Laborde, nous touchons au maximum de la toxicité. L'absorption régulière de ce funeste poison met fatalement celui qui le boit sur la route de l'épilepsie.

Avant 1850, les traités de Médecine ne faisaient pas mention des méfaits qui sont imputables à l'alcool. L'expression d'alcoolisme chronique se trouve mentionnée pour la première fois, en 1852, dans un ouvrage d'un médecin suédois, nommé Magnus Huss. L'alcoolisme chronique est donc une acquisition de la seconde moitié de ce siècle.

L'alcool, nous l'avons dit, exerce une action néfaste sur les organes avec lesquels il entre en contact. Suivons-le depuis son introduction dans l'organisme ; il sera plus facile d'étudier les méfaits qui lui sont imputables.

A peine ingérées, les boissons alcooliques exercent leur action sur l'estomac. Au début, l'on constate une diminution de l'appétit, des digestions difficiles, et, tous les matins, une véritable gastrorrhée caractérisée par des vomissements muqueux, parfois fort pénibles, connus sous le nom de *pituite des buveurs.* Il y a de la véritable gastrite. Plus tard, l'inflammation chronique de la muqueuse se termine, chez certains buveurs, par l'ulcération ; chez d'autres, on observe le cancer. Ces ivrognes sont devenus des malades qui éprouvent des douleurs très vives au creux de l'estomac et dans le dos, au point correspondant ; qui vomissent tous les aliments d'une façon incoercible, et qui, finalement, succombent soit à la cachexie, soit à des vomissements de sang.

Après l'estomac vient l'intestin qui n'est pas davantage épargné. Ici l'on constate de toutes parts un développement considérable de graisse. Le ventre est gros et ballonné. Cette surcharge graisseuse se généralise bientôt ; les joues sont retombantes et le menton à triple étage. Le foie, qui est placé sur le premier chemin de l'absorption, n'est pas moins touché que l'estomac et l'intestin. Tout l'alcool absorbé le traverse. Tantôt il augmente de volume, tantôt il se ratatine sur lui-même. Quand il grossit, c'est par suite d'une accumulation considérable de graisse. Il en résulte que les digestions deviennent impossibles et que le malade va toujours en s'affaiblissant.

S'il s'atrophie, au contraire, en se resserrant sur lui-même, il devient de même tout-à-fait impropre aux fonctions qui lui sont dévolues. Il en résulte une altération profonde de la nutrition, dont la conséquence est un amaigrissement progressif. Et cet amaigrissement est d'autant plus manifeste qu'il coïncide avec une augmentation considérable du volume du ventre, grâce à l'ascite qu'on observe habituellement ; cette *cirrhose*, c'est-à-dire cette maladie dont la caractéristique est l'augmentation ou la diminution du volume du foie, est presque toujours mortelle.

L'alcool s'éliminant en grande partie par les poumons, l'on ne sera pas surpris d'apprendre qu'il y détermine des lésions variées, depuis la *congestion* jusqu'à l'inflammation et aux tubercules. La congestion surtout est fréquente chez les ivrognes et entraîne souvent leur mort ; surtout, comme nous l'avons dit plus haut, si à l'action de l'alcool vient s'ajouter celle du froid.

La *pneumonie* ou fluxion de poitrine est de même fréquente et particulièrement grave chez l'alcoolique.

Enfin il est admis couramment aujourd'hui que la majorité des alcooliques meurent *tuberculeux*. Cela se conçoit du reste aisément ; l'alcoolisme conduit souvent à la paresse, la paresse à la misère et celle-ci à la déchéance physique. Et quand le terrain est si bien préparé, la bacille n'a qu'à venir et à pulluler à son aise.

La surcharge graisseuse que nous avons signalée dans l'abdomen se produit aussi autour du cœur et gêne le fonctionnement de cet organe. Une autre lésion, extrêmement grave, se produit encore dans cette région, c'est l'ossification des grosses artères qui constituent la maladie appelée *athérome*.

Nous avons dit que l'alcool s'éliminait par les poumons; il s'élimine aussi par les reins, non sans y déterminer des lésions qui ne tardent pas à produire l'*albuminurie*.

Il faut encore signaler un fait important, c'est qu'une opération ou une blessure est toujours chose grave chez un alcoolique. Leur résistance est amoindrie et l'on cite chez eux un certain nombre de cas de tétanos.

De tous les désordres physiques dont est menacé l'alcoolique, les plus redoutables sont ceux qui se produisent dans son système nerveux.

Au début de son intoxication, l'individu est pris de tremblement. Celui-ci apparaît habituellement dès le matin, au saut du lit.

Peu à peu il cesse, soit spontanément, soit après des libations nouvelles.

Si l'alcoolique ne s'arrête pas dans la voie funeste où il s'est engagé, ces troubles de la motilité peuvent aller jusqu'à la paralysie.

La sensibilité s'altère aussi rapidement. Des fourmillements se font sentir aux mains et aux pieds. Plus tard ce sont des maux de tête, des vertiges, des troubles du sommeil ; il fait des rêves pénibles, il a des cauchemars, des visions effrayantes, et le matin il se lève épuisé et presque incapable de se mouvoir.

Une des conséquences les plus redoutables est celle qui consiste dans des troubles de l'intelligence. La plupart des états d'aliénation mentale peuvent se rencontrer dans l'alcoolisme, depuis l'ivresse, perte incomplète et momentanée de la raison, jusqu'à la démence simple, et la démence paralytique.

Si l'on envisage ce problème de l'alcoolisme au point de vue héréditaire et social, on constate que ses effets sont terribles. Nous avons vu que le buveur est profondément atteint dans son organisme, qui est affecté tout entier. Il est menacé de perdre ce qu'il y a en lui de bon et noble : la santé et l'intelligence. A trente ans, il n'a déjà plus la vivacité et l'ardeur qui sont le privilège de cet âge heureux. A quarante ans, c'est un vieillard et il ne produit plus que peu de travail effectif.

Ses descendants, à leur tour, sont doués de résistance moindre et portent le plus souvent la trace de ce vice héréditaire. Ils naissent chétifs et souffreteux, et lorsqu'ils ne succombent pas tout jeunes, ils sont victimes d'affections qui empoisonnent leur existence tout entière. La débilité, l'imbécillité, l'épilepsie, la folie même les guettent dès leur jeune âge. Ils peuvent, en outre, devenir un danger pour la société, car ces fous moraux, ces déséquilibrés sont souvent des êtres malfaisants qui finissent par le crime, ou qui terminent dans les asiles leur existence maladive.

Nous ne pousserons pas plus loin cette étude en recherchant par quel moyen il faudrait attaquer le mal et le combattre. Il nous suffit d'avoir, dans ce petit guide, montré les dangers de l'alcool. Si nous avons pu, par ce simple exposé, inspirer à quelques-uns la terreur de l'alcoolisme et de ses redoutables conséquences, nous aurons atteint le but que nous poursuivons.

Nous prions, en terminant, Messieurs les docteurs Legrain et Vaquier, d'excuser les nombreux emprunts que nous avons faits à leurs magistrales conférences.

Fécamp. — Imp. réunies M.-L. Durand

TABLE DES MATIÈRES

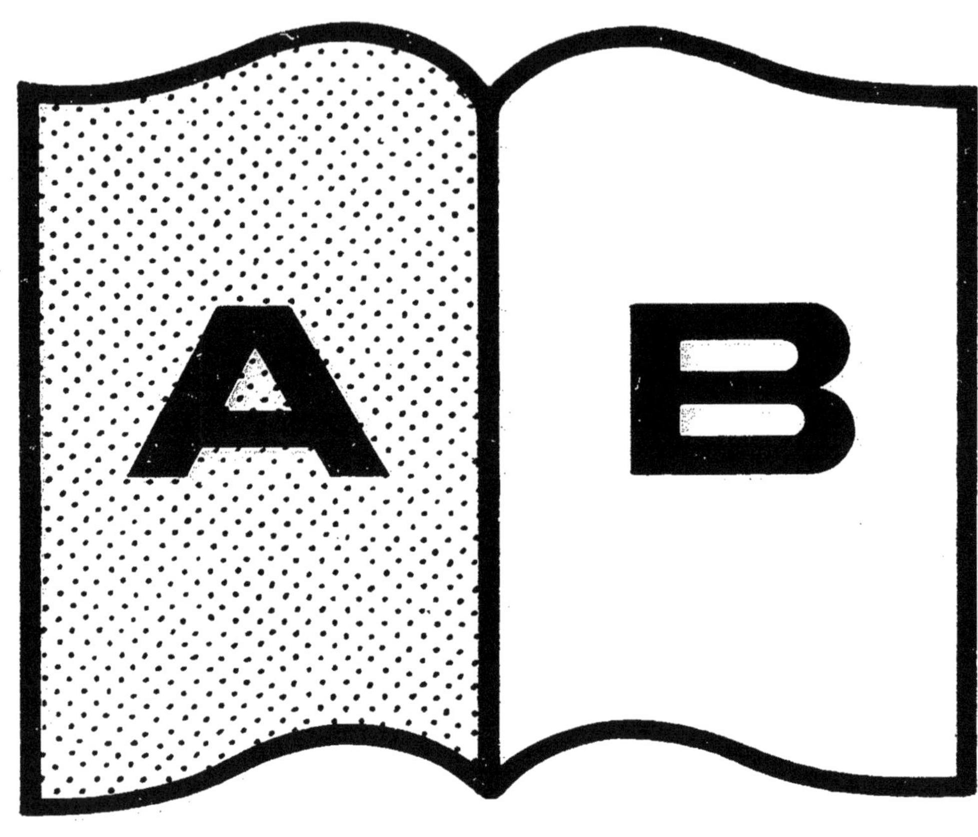

Contraste insuffisant

NF Z 43-120-14

www.ingramcontent.com/pod-product-compliance
Ingram Content Group UK Ltd.
Pitfield, Milton Keynes, MK11 3LW, UK
UKHW020153130726
13696UKWH00002B/481